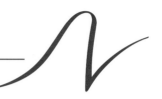

系統看護学講座

専門分野

眼

成人看護学 13

大鹿　哲郎　筑波大学教授
平井　明美　帝京大学医学部附属病院看護部

医学書院

発行履歴

1968 年 3 月25日	第 1 版第 1 刷	1995 年 2 月 1 日	第 7 版第 5 刷
1968 年10月15日	第 1 版第 2 刷	1996 年 1 月 6 日	第 8 版第 1 刷
1970 年 1 月 1 日	第 2 版第 1 刷	1999 年 2 月 1 日	第 8 版第 5 刷
1971 年 9 月 1 日	第 2 版第 4 刷	2000 年 1 月 6 日	第 9 版第 1 刷
1973 年 1 月15日	第 3 版第 1 刷	2003 年 2 月 1 日	第 9 版第 5 刷
1978 年 2 月 1 日	第 3 版第 7 刷	2004 年 1 月15日	第10版第 1 刷
1979 年 2 月 1 日	第 4 版第 1 刷	2007 年 2 月 1 日	第10版第 6 刷
1982 年 2 月 1 日	第 4 版第 5 刷	2008 年 1 月 6 日	第11版第 1 刷
1983 年 1 月 6 日	第 5 版第 1 刷	2012 年 2 月 1 日	第11版第 9 刷
1986 年 9 月15日	第 5 版第 5 刷	2013 年 1 月 6 日	第12版第 1 刷
1987 年 1 月 6 日	第 6 版第 1 刷	2016 年 2 月 1 日	第12版第 4 刷
1991 年 9 月 1 日	第 6 版第 7 刷	2017 年 1 月 6 日	第13版第 1 刷
1992 年 1 月 6 日	第 7 版第 1 刷	2019 年 2 月 1 日	第13版第 3 刷

系統看護学講座　専門分野

成人看護学[13]　　眼

発　　　行　2020 年 1 月 6 日　第 14 版第 1 刷Ⓒ
　　　　　　2024 年 2 月 1 日　第 14 版第 5 刷

著者代表　大鹿哲郎

発　行　者　株式会社　医学書院
　　　　　　代表取締役　金原　俊
　　　　　　〒113-8719　東京都文京区本郷 1-28-23
　　　　　　電話　03-3817-5600(社内案内)
　　　　　　　　　03-3817-5657(販売部)

印刷・製本　横山印刷

本書の複製権・翻訳権・上映権・譲渡権・貸与権・公衆送信権(送信可能化権を含む)は株式会社医学書院が保有します.

ISBN978-4-260-03859-1

はしがき

発刊の趣旨 ▶ 1967 年から 1968 年にかけて行われた看護学校教育課程の改正に伴って，新しく「成人看護学」という科目が設けられた。

　本教科のねらいとするところは，「看護の基礎理論としての知識・技術・態度を理解し，これを応用することによって，病気をもつ人の世話あるいは健康の維持・増進を実践・指導し，看護の対象であるあらゆる人の，あらゆる状態に対応していくことができる」という，看護の基本的な理念を土台として，「成人」という枠組みの対象に対する看護を学ぶことにある。

　したがって，看護を，従来のように診療における看護といった狭い立場からではなく，保健医療という幅広い視野のなかで健康の保持・増進という視点においてとらえ，一方，疾患をもった患者に対しては，それぞれの患者が最も必要としている援助を行うという看護本来のあり方に立脚して学習しなければならない。

　本書「成人看護学」は，以上のような考え方を基礎として編集されたものである。

　まず「成人看護学総論」においては，成人各期の特徴を学び，対象である成人が，どのような状態のもとで正常から異常へと移行していくのか，またそれを予防し健康を維持していくためには，いかなる方策が必要であるかを学習し，成人の全体像と成人看護の特質をつかむことをねらいとしている。

　以下，「成人看護学」の各巻においては，成人というものの概念を把握したうえで，人間の各臓器に身体的あるいは精神的な障害がおこった場合に，その患者がいかなる状態におかれるかを理解し，そのときの患者のニードを満たすためにはどのようにすればよいかを，それぞれの系統にそって学習することをねらいとしている。

　したがって，「成人看護学」の学習にあたっては，従来のように診療科別に疾病に関する知識を断片的に習得するのではなく，種々の障害をあわせもつ可能性のある 1 人ひとりの人間，すなわち看護の対象としての人間のあらゆる変化に対応できる知識・技術・態度を学びとっていただきたい。

　このような意味において，学習者は対象の健康生活上の目標達成のために，より有効な援助ができるような知識・技術を養い，つねに研鑽を続けていかなければならない。

　以上の趣旨のもとに，金子光・小林冨美栄・大塚寛子によって編集された「成人看護学」であるが，日進月歩をとげる医療のなかで，本書が看護学の確立に向けて役だつことを期待するものである。

カリキュラムの▶
改正

わが国の看護・医療を取り巻く環境は，急速な少子高齢化の進展や，慢性疾患の増加などの疾病構造の変化，医療技術の進歩，看護業務の複雑・多様化，医療安全に関する意識の向上など，大きく変化してきた。それに対応するために，看護教育のカリキュラムは，1967～1968 年の改正ののち，1989 年に全面的な改正が行われ，1996 年には 3 年課程，1998 年には 2 年課程が改正された。さらに 2008 年にも大きく改正され，看護基礎教育の充実がはかられるとともに，臨床実践能力の強化が盛り込まれている。

改訂の趣旨▶

今回の「成人看護学」の改訂では，カリキュラム改正の意図を吟味するとともに，1999 年に発表され，直近では 2017 年に改定された「看護師国家試験出題基準」の内容をも視野に入れ，内容の刷新・強化をはかった。また，日々変化する実際の臨床に即し，各系統において統合的・発展的な学習がともに可能となるように配慮した。

序章「この本で学ぶこと」では，事例を用いて，これから学ぶ疾患をかかえた患者の姿を示した。また，本書で扱われている内容およびそれぞれの項目どうしの関係性が一見して把握できるように，「本書の構成マップ」を設けている。

第 1 章「眼の看護を学ぶにあたって」では，系統別の医療の動向と看護を概観したあと，患者の身体的，心理・社会的特徴を明確にし，看護上の問題とその特質に基づいて，看護の目的と機能が具体的に示されている。

第 2～5 章では，疾患とその医学的対応という視点から，看護の展開に必要とされる医学的な基礎知識が選択的に示されている。既習知識の統合化と臨床医学の系統的な学習のために，最新の知見に基づいて解説されている。

第 6 章「患者の看護」では，第 1～5 章の学習に基づいて，経過別，症状別，検査および治療・処置別，疾患別に看護の実際が提示されている。これらを看護過程に基づいて展開することにより，患者の有する問題が論理的・総合的に理解できるように配慮されている。今改訂で新設した「A. 疾患をもつ患者の経過と看護」では，事例を用いて患者の姿と看護を経過別に示すとともに，関連する項目を明示し，経過ごとの看護と，疾患の看護などとの関係を整理した。

第 7 章「事例による看護過程の展開」では，1～3 つの事例を取り上げ，看護過程に基づいて看護の実際を展開している。患者の有するさまざまな問題を提示し，看護の広がりと問題解決の過程を具体的に学習できるようにしている。

また，巻末には適宜付録を設け，各系統別に必要となる知識を整理し，学習の利便性の向上をはかった。

今回の改訂によって看護の学習がより効果的に行われ，看護実践能力の向上，ひいては看護の質的向上に資することをせつに望むものである。ご活用いただき，読者の皆さんの忌憚のないご意見をいただければ幸いである。

2019 年 11 月

著者ら

目次

第3章 症状とその病態生理　　　　大鹿哲郎

第4章 検査と治療・処置　　　　大鹿哲郎

第5章 疾患の理解

大鹿哲郎

第6章 患者の看護

平井明美

第7章 事例による看護過程の展開

平井明美

▶ 本書で取り上げる動画一覧 （本文ページ【QR コード掲載ページ】）

眼

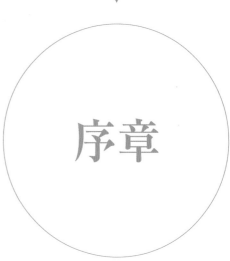

序章

この本で学ぶこと

眼疾患をもつ患者の姿

　この本では，眼疾患をわずらい，視機能に障害が生じている患者に対する看護を学ぶ。ある患者の例を通して眼疾患患者についての理解を深め，どのような看護が必要なのかを考えてみよう。

　Ｙさんは43歳男性で，総合電機メーカーの研究所で主任研究員をしている。仕事は忙しく，平日は残業で遅くなることも多い。趣味は野球観戦で，週末には，小学校5年生の子どもが所属する，野球のクラブチームの試合の応援に駆けつけるのを楽しみにしている。妻と子どもの3人暮らしである。

　ある日，久しぶりに早く帰宅したＹさんは，家でテレビを見ていた。テレビが妙に曇って見えたが，もともと裸眼0.04の強度近視で飛蚊症（ひぶんしょう）もあったので，あまり気にしなかった。「忙しくて目も疲れているのだ」と思い，早めに就寝した。翌朝起きると曇りに加え，左眼視界の下方に月のような形の黒い部分が出現し，そこには流動的なセロファン状のものが見えた。おかしいと思ったが急に仕事を休むわけにもいかず，もう一日様子をみることにした。

　次の日，目がさめると，左眼の視界がさらに暗くなってきており，漠然とした不安を感じた。インターネットで症状を検索したところ，網膜剝離か脳（のう）の疾患と記述されており，仕事を早退して近くの眼科を受診した。その結果網膜剝離と診断され，手術のできる大学病院への紹介状をもらった。そのときには，黒い月のような部分は上のほうまできていて，視界の3分の1は見えなくなっていた。それ以外のところも曇っていてよく見えない状態だった。

　翌日，Ｙさんは妻とともに大学病院を受診した。医師からは，強度近視が原因でおこる裂孔原性網膜剝離と説明を受けた。左眼視力は，裸眼0.04（矯正0.2）であった。「治療しなければ失明する病気であり，早期の手術が視力予後を左右する」と説明され，そのまま入院して手術を受けるようすすめられた。次の日から出張の予定があったが，すぐに会社に連絡し，対応は上司にゆだねて入院することにした。硝子体手術を行いSF$_6$ガスを注入することになり，手術後は下向き体位での安静が必要であると言われた。手術は入院した日のうちに行われ，8日間の入院ののち退院となった。1か月後には，左眼視力も裸眼0.04（矯正1.2）と回復していた。

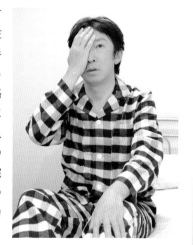

　皆さんが看護師になったとき，このような状況の患者と出会うことがあるかもしれない。そのときに，なにをすることができるだろうか。

● Y さんや家族に対して，看護師ができること

> ▶緊急で入院して手術を受けるという状況の変化に，Y さんや家族が少しでもスムーズに対応できるよう，身体的・精神的に援助する。
> ▶ Y さんや家族が，疾患や症状に対する理解を深めて治療できるように援助する。
> ▶下向き体位による Y さんの苦痛が最小限になるように援助する。
> ▶網膜剝離が治癒し，社会復帰できるように援助する。

　ほかに看護師ができることはなにか，考えてみよう。

● 眼疾患患者に対する適切な看護実践のために学ぶこと

POINT

> ▶眼の構造と機能
> ▶疾患・眼症状と病態生理
> ▶検査と治療・処置
> ▶眼疾患をもつ患者の身体的・精神的特徴
> ▶眼科周術期看護の特性
> ▶患者の身体面，心理・社会面のアセスメント
> ▶看護活動を展開するための方法論や看護技術

　眼疾患患者の特徴として，私たちはまず「目が不自由であること」を思い浮かべがちである。しかしその不自由さは，近視でよく見えない，見える範囲が狭い，中心だけ見えない，ゆがんで見える，まぶしくて見えない，白くぼやけて見えない，物が 2 つに見えるなど，疾患によってさまざまである。患者はそれらの症状によって，日常生活，社会生活を営むことが妨げられている。まずは，このような多様な不自由さを理解することが，看護に必要である。

　本書は，眼疾患患者について学べるように体系的に構成されている。学生として眼疾患とその看護の知識を身につけるにとどまらず，皆さんが臨床で活躍するときに役だつように，実践に則した内容を記述している。また，さまざまな眼疾患に伴う見え方の変化を体感できる動画を，巻末に付した。

　本書で学ぶことにより，皆さんが眼疾患についての知識を深め，眼疾患患者はどのような状況にあるのかを，身体的，および心理・社会的な側面から理解し，患者 1 人ひとりの個別性に合った看護が提供できるよう望むものである。

▶▶▶ 本書の構成マップ

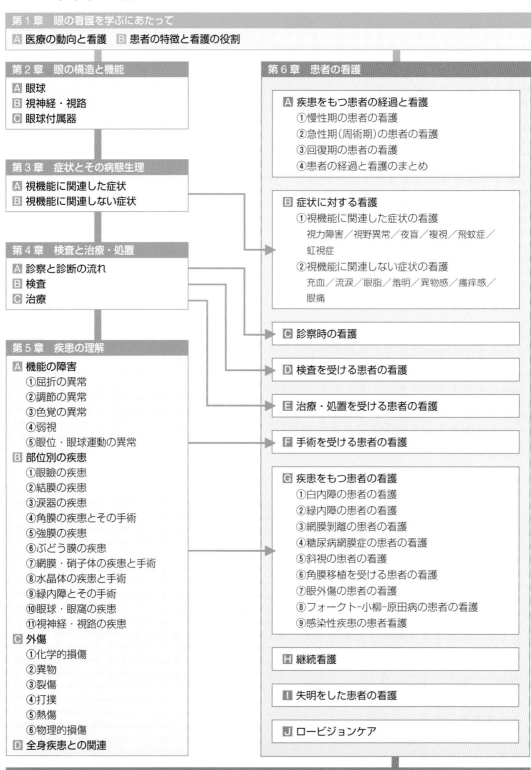

第1章　眼の看護を学ぶにあたって
- Ⓐ 医療の動向と看護　Ⓑ 患者の特徴と看護の役割

第2章　眼の構造と機能
- Ⓐ 眼球
- Ⓑ 視神経・視路
- Ⓒ 眼球付属器

第3章　症状とその病態生理
- Ⓐ 視機能に関連した症状
- Ⓑ 視機能に関連しない症状

第4章　検査と治療・処置
- Ⓐ 診察と診断の流れ
- Ⓑ 検査
- Ⓒ 治療

第5章　疾患の理解
- Ⓐ 機能の障害
    - ①屈折の異常
    - ②調節の異常
    - ③色覚の異常
    - ④弱視
    - ⑤眼位・眼球運動の異常
- Ⓑ 部位別の疾患
    - ①眼瞼の疾患
    - ②結膜の疾患
    - ③涙器の疾患
    - ④角膜の疾患とその手術
    - ⑤強膜の疾患
    - ⑥ぶどう膜の疾患
    - ⑦網膜・硝子体の疾患と手術
    - ⑧水晶体の疾患と手術
    - ⑨緑内障とその手術
    - ⑩眼球・眼窩の疾患
    - ⑪視神経・視路の疾患
- Ⓒ 外傷
    - ①化学的損傷
    - ②異物
    - ③裂傷
    - ④打撲
    - ⑤熱傷
    - ⑥物理的損傷
- Ⓓ 全身疾患との関連

第6章　患者の看護
- Ⓐ 疾患をもつ患者の経過と看護
    - ①慢性期の患者の看護
    - ②急性期（周術期）の患者の看護
    - ③回復期の患者の看護
    - ④患者の経過と看護のまとめ
- Ⓑ 症状に対する看護
    - ①視機能に関連した症状の看護
      視力障害／視野異常／夜盲／複視／飛蚊症／虹視症
    - ②視機能に関連しない症状の看護
      充血／流涙／眼脂／羞明／異物感／瘙痒感／眼痛
- Ⓒ 診察時の看護
- Ⓓ 検査を受ける患者の看護
- Ⓔ 治療・処置を受ける患者の看護
- Ⓕ 手術を受ける患者の看護
- Ⓖ 疾患をもつ患者の看護
    - ①白内障の患者の看護
    - ②緑内障の患者の看護
    - ③網膜剝離の患者の看護
    - ④糖尿病網膜症の患者の看護
    - ⑤斜視の患者の看護
    - ⑥角膜移植を受ける患者の看護
    - ⑦眼外傷の患者の看護
    - ⑧フォークト-小柳-原田病の患者の看護
    - ⑨感染性疾患の患者看護
- Ⓗ 継続看護
- Ⓘ 失明をした患者の看護
- Ⓙ ロービジョンケア

第7章　事例による看護過程の展開
- Ⓐ 緑内障患者の看護　Ⓑ 糖尿病網膜症患者の看護

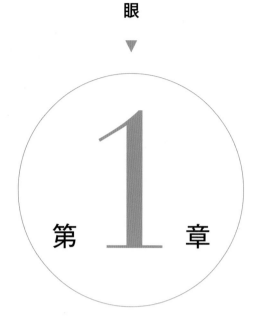

眼

第 1 章

眼の看護を学ぶにあたって

本章で学ぶこと	□人間は，外界からの情報の多くを視機能により獲得している。そのため，視機能の障害により，身体的にも心理・社会的にもさまざまな問題がおこる。
	□眼疾患によって患者・家族におこるさまざまな問題を理解したうえで，どのような援助をしたらよいか，そのためにはどのような知識・技術が必要かを知ることが大切である。
	□視機能の障害やその他の眼疾患が患者にどのような問題をもたらすかを学び，患者・家族のニーズにあった適切な看護を理解する。

A 医療の動向と看護

眼科学の歴史▶　眼科学の歴史は古く，古代文明の栄えた地域から，さまざまな医学的記録が発見されている。メソポタミアのバビロン王朝では，ハンムラビ法典に臨床規則や，診療費，青銅製のメスによる手術，角膜・涙器疾患などの治療法が記載されている。

医療の発展と看護▶　このように，長い歴史をもつ眼科学だが，画期的な発展は 20 世紀に入ってからであった。顕微鏡下手術の進歩，医療機器・衛生材料の改良により，手術の適応が拡大し，いままで治療不可能であった疾患に対しても，手術による治療が行われるようになってきている。

　たとえば，1979 年に臨床で光干渉断層計(OCT，▶50 ページ)が使用される

Column　進歩する再生医療

　加齢黄斑変性(▶104 ページ)の根本的要因は，網膜色素上皮細胞の損傷である。しかし現在，さまざまな種類の細胞に分化できる能力をもつ iPS 細胞(人工多能性幹細胞)の活用により，視力の改善や病状の進行抑制が可能になるのではないかと言われている。

　わが国ではこれまで，理化学研究所により「滲出型加齢黄斑変性に対する自家 iPS 細胞由来網膜色素上皮シート移植に関する臨床研究」が進められてきた。この臨床研究では，まず患者の皮膚細胞から作製した iPS 細胞(自家 iPS 細胞)を，網膜色素上皮細胞に分化させる。その細胞を，移植に適したシート状に成長させ，患者の網膜下に移植する。第 1 例目の移植手術では，安全性が確認され，また治療効果もみとめられたが，同時に自家 iPS 細胞の作製には長い時間がかかり，費用も高額であるという問題も浮きぼりとなった。

　このため，現在では実臨床への普及可能な治療方法の開発を目ざし，患者以外の細胞から作製された iPS 細胞(他家 iPS 細胞)を用いた，網膜色素上皮細胞の移植について研究が進められている。日本の眼科学が，再生医療の最先端を歩んでいる。

ようになるまで，眼底観察は平面的な眼底写真に頼ったものだった。しかしOCTは，網膜および脈絡膜の非侵襲的かつ簡便な撮影と詳細な観察を可能にした。OCTの登場により，黄斑円孔や加齢黄斑変性などへの理解が深まったとされている。

また，1980年代における網膜剝離手術では1か月以上の入院が当然であり，手術後は頭部を砂囊で固定してベッド上安静の保持が必要であったが，現在では経過が良好であれば1週間ほどで退院にいたる。また，手術前のケアも充実し，インフォームドコンセントを十分にはかることが重要視され，クリニカルパス[1]の有効活用などが一般的に行われている。

眼科学のなかでは，疾患ごとの専門性が重視され，細分化されている。看護においても，認定看護師制度のように，各科のなかで専門性をもった看護が提供できるかが重要視されている。

B 患者の特徴と看護の役割

① 身体的な問題とその援助

1 身体的な問題

視機能の障害による問題 ▶ 眼球とそれに付属する視神経，および眼球付属器(眼瞼・結膜・涙器・眼筋・眼窩)におこる疾患はさまざまであり，症状も多様である。そのなかでも視機能に障害がおきている場合は，眼疾患をもつ患者にとって最大の身体的問題となる。

視機能に関する症状として，視力障害・視野異常・色覚異常・夜盲・複視・飛蚊症などがあげられる。人間は外界からの情報の80〜90%を視機能により得ているといわれており，視機能になんらかの障害が生じると，情報量は大幅に減ることとなる。

情報量の減少は，私たちの日常行動である食事・排泄・歩行などに障害をもたらし，セルフケア能力も低下する。視機能の障害以外にも，充血・流涙・眼脂・異物感・眼痛などの症状がある場合，患者の苦痛や不快感は大きい。

全身疾患による症状 ▶ また，感染症・高血圧症・動脈硬化症・糖尿病・頭蓋内病変などの全身疾患や腎疾患の症状として，眼症状が出現することがある。眼疾患による身体的問題だけではなく，全身疾患によって引きおこされる身体的問題に対する理解が求められる。

---

1) 病院などの施設において，患者の入院から退院までの治療や看護，リハビリなどのケアの流れをまとめた総合的なケア計画(▶168ページ，図6-17，および170ページ，図6-18)。

発達段階による▶
問題の違い
　眼科診療の対象は，小児から高齢者まで幅広い。同じような視機能障害が出現した場合でも，対象の発達段階によって身体的問題が異なってくる。

2 身体的な問題に対する援助

　[1] **安全の確保**　診察・検査を行う場所や，病室・廊下・トイレなどの患者のかかわる場所のすべてに対して，視機能に障害がある患者にとって危険因子がないか細心の注意をはらい，環境を整え，事故防止に努めていく。また，患者の視機能障害の程度を把握したうえで，適切な誘導や介助を行う。

　[2] **苦痛の軽減**　眼症状によってもたらされる，眼痛や充血・異物感・流涙などの不快感に対しては，十分な観察を行い，適切な対症療法がなされるよう援助する。また，バイタルサインの測定を行い，全身的な観察により，発熱などの異常の早期発見に努めていく。

　[3] **全身的な管理**　糖尿病に合併しておこる眼症状である糖尿病網膜症では，糖尿病発症初期からの血糖のコントロールが重要である。看護においては，糖尿病の治療状況の把握や病識の有無などの情報を得て，全身的な観察や患者指導を行っていく必要性が生じる。

　このように，高血圧症・血液疾患・自己免疫疾患などといった眼疾患に関連する疾患の症状や観察のポイントを理解し，眼科看護のみにとどまらない十分な知識をもって対応することが大切である。

　[4] **発達段階に応じた援助**　患者の発達段階に応じて検査や治療の方法が異なることを理解し，対象の理解度や協力の度合いを判断する必要がある。そのうえで，コミュニケーション技術を活用し，介助の方法を選択して援助を行う。

② 心理・社会的な問題とその援助

1 心理・社会的な問題

視機能の障害に▶
よる問題
　視機能が低下すると，危険回避能力が低下し，安心して日常生活を送ることが困難となる。さらに，テレビを見たり，新聞や本を読んだりすることに制限が生じると，情緒的満足感も低下する。とくに，他者の介助が必要な場合にいたっては，活動意欲の低下や，自信の喪失をまねくこととなる。

　このような状況下では，患者は不安・恐怖に悩まされ，生活の縮小，さらには自我の崩壊をきたすこともある。また，社会的には，就労不能となる，職業の選択を制約される，家庭内の役割が果たせないなどの不利益も生じる。

　このように視機能の障害が心理・社会面に及ぼす影響は大きい。

治療継続の負担▶
　定期的に通院し，症状の経過をみていく必要がある場合は，通院のために仕事や学校を休んだり，休日を通院にあてたり，仕事中も点眼や内服を行うなどの負担が生じる。治療を継続するためには自己管理能力が必要であるが，これ

は家族の理解や，個人の性格・生活習慣・社会的背景などに左右される。これらが円滑にはたらかなかったとき，治療を中断するような事態となる。

2　心理・社会的な問題に対する援助

● 検査・治療に対する不安の軽減

　眼科で行われる検査は，目的別に多くの種類がある。患者は，自分にどのような検査が行われるかということにも不安を感じている。さらに，治療の段階では，どのような治療法なのか，不安や恐怖感をいだくのは当然である。医師によるインフォームドコンセントがきちんとはかれていることが重要であるが，看護師が患者の不安を察知し，検査・治療の目的や注意事項について十分な説明を行い，不安の軽減に努めていくことも重要である。

● 予後に関する不安の軽減

　視機能に異常を感じて眼科を受診する患者は，少なからず失明に対する不安を感じている。予後の良好な白内障などは，不安を解消するのが比較的容易であるが，適切な治療を行っても失明にいたる可能性のある疾患の場合，患者のかかえる不安は非常に強い。

　一般的に障害の受容過程は，衝撃→防御的退行→承認→適応への努力期→受容期に分かれている。また，患者の心理は，失明の原因・可能性や，個人の性質，これまでの困難への対処経験にも影響される。看護師が専門的知識をもって患者の心理状態を把握し，援助していくことが重要である。

● 治療継続のための援助

　眼科疾患のうち，治癒することがなく，継続した経過の観察や薬物の投与が必要な疾患の治療を中断させないためには，疾患への理解，および自己管理能力が不可欠である。現実として，眼科を受診する患者の多数を占めているのは，このような慢性的に経過する疾患をもつ患者である。看護師は，患者の社会的背景や疾患への理解度を把握し，信頼関係を確立し，個別性のある患者指導を行う。

● 社会資源の活用

　中途失明者やロービジョン者に対しては，福祉事務所を通して身体障害者手帳が交付される。ロービジョンとは，数値であらわすと，矯正視力が 0.05 以上 0.3 未満である場合をさすといわれている（▶191 ページ）。あるいは，成長・発達や日常生活および社会生活になんらかの支障をきたす，全盲も含めた視機能または視覚のことをさす場合もある。身体障害者手帳の交付には，医師の診断書が必要である。表 1-1 に視覚障害程度等級表，図 1-1 に身体障害者手帳

▶表 1-1　視覚障害程度等級表

級別	視覚障害
1 級	視力の良い方の眼の視力（万国式試視力表によって測ったものをいい，屈折異常のある者については，矯正視力について測ったものをいう。以下同じ）が 0.01 以下のもの
2 級	1)視力の良い方の眼の視力が 0.02 以上 0.03 以下のもの 2)視力の良い方の眼の視力が 0.04 かつ他方の眼の視力が手動弁以下のもの 3)周辺視野角度（4 分の 1 視標による，以下同じ）の総和が左右眼それぞれ 80 度以下かつ両眼中心視野角度（2 分の 1 視標による，以下同じ）が 28 度以下のもの 4)両眼開放視認点数が 70 点以下かつ両眼中心視野視認点数が 20 点以下のもの
3 級	1)視力の良い方の眼の視力が 0.04 以上 0.07 以下のもの（2 級の 2 に該当するものを除く） 2)視力の良い方の眼の視力が 0.08 かつ他方の眼の視力が手動弁以下のもの 3)周辺視野角度の総和が左右眼それぞれ 80 度以下かつ両眼中心視野角度が 56 度以下のもの 4)両眼開放視認点数が 70 点以下かつ両眼中心視野視認点数が 40 点以下のもの
4 級	1)視力の良い方の眼の視力が 0.08 以上 0.1 以下のもの（3 級の 2 に該当するものを除く） 2)周辺視野角度の総和が左右眼それぞれ 80 度以下のもの 3)両眼開放視認点数が 70 点以下のもの
5 級	1)良い方の眼の視力が 0.2 かつ他方の眼の視力が 0.02 以下のもの 2)両眼による視野の 2 分の 1 以上が欠けているもの 3)両眼中心視野角度（2 分の 1 視標による）が 56 度以下のもの 4)両眼開放視認点数が 70 点を超えかつ 100 点以下のもの 5)両眼中心視野視認点数が 40 点以下のもの
6 級	視力の良い方の眼の視力が 0.3 以上 0.6 以下かつ他方の眼の視力が 0.02 以下のもの

（東京都心身障害者福祉センターホームページ＜http://www.fukushihoken.metro.tokyo.jp/shinsho/shinshou_techou/sintaisyougaininteikijyun.html＞＜参照 2019-10-25＞による，一部改変）

申請手順を示す。

　視覚障害は，両眼の視力や視野によって 1 級から 6 級に区分されており，身体障害者手帳には障害名や障害の程度等級などが記載されている。身体障害者手帳の交付を受けると，身体障害者福祉法に基づき，さまざまな障害福祉サービスを受けることができる。サービスの例としては，補装具の交付や修理，日常生活用具の給付，交通機関の割引，税金の軽減，自立支援給付，郵便料金や有料道路の割引，重度心身障害者医療費の助成などがあげられる。それぞれのサービスには，収入制限があるものや，等級程度によって受給内容が異なるものがある。

　視覚障害者が障害を受容していく過程ではリハビリテーションが行われ，理学療法士・作業療法士・言語聴覚士・視能訓練士などのさまざまな専門職がかかわる。また，心理面のサポートや福祉施設への導入においては，医療ソーシャルワーカーが介入を行う。各市町村等担当窓口への相談も有用であり，自立支援給付として，福祉施設での機能訓練と就労移行支援を受けることが可能である。また，視覚障害者更生施設では，あんま・針・灸などの知識技能の習得も可能である。これらの社会資源を活用することで，視覚障害者の社会復帰を目ざす。

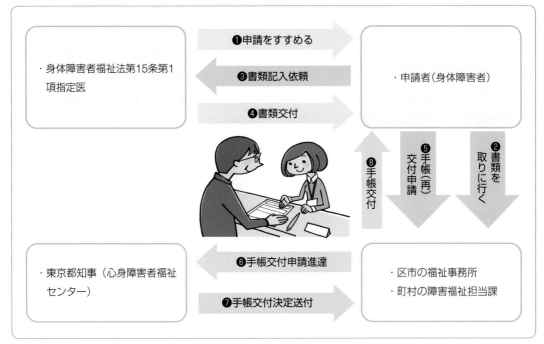

▶図 1-1　身体障害者手帳の申請手順

　　点眼が管理できないようなひとり暮らしの高齢者に対しては，地方自治体に
連絡をして，介護保険の利用をすすめる。また，経済的な理由によって治療が
困難な患者には，自立支援や高額医療費の請求方法などの説明を行う。看護師
がこのような知識をもって患者と接することで，より具体的な説明によって患
者の不安に対応できるようになる。患者にとって最もよい方法が選択できるよ
う，知識を深める必要がある。

〈社会資源の活用の例〉
　　東京に住むＡさん(女性，62歳)は，網膜色素変性症による視野障害があり，
障害者手帳5級認定を受けている。まぶしいことで不自由を感じていると，医
師から遮光眼鏡を試してみるようすすめられた。看護師に「障害者手帳をもっ
ているので，補装具として申請できる」と言われ，東京都から認定を受けてい
る眼鏡店を紹介された。
　　遮光眼鏡を合わせてもらったところ，まぶしさでぼやけていたのがらくに見
えるようになり，購入することにした。福祉事務所から意見書を取り寄せて医
師に記入してもらい，指定眼鏡店に提出したところ，3万円の遮光眼鏡が1割の
自己負担で手に入った。障害者手帳をもっていたので，補装具として給付を受
けることができ，とてもたすかった。

③ 家族への援助

1 疾患への理解を深める援助

どのような疾患においても，家族が患者の疾患を理解し，薬剤の管理や合併症，慢性疾患に関する知識をもつことは，治療を継続するために重要である。とくに，視機能に障害がある場合は，家族の理解が患者のセルフケア能力の向上につながる。患者の家族状況を把握し，家族に対しても疾患の理解を促し，薬剤の管理などの指導を行う。

2 心理面への援助

中途失明にいたった患者本人の失明の受容に時間がかかるように，その家族もまた患者の失明をなかなか受け入れられず，将来に不安を感じる。家族がこのような障害を受容できるように，さまざまな社会資源の活用法や，患者には家族の支えが必要であること，現在，患者が障害の受容過程のどの段階にあるかなどを伝え，ソーシャルワーカーなどの他職種とも連携をとって支援していく。

3 介助方法の指導

患者の残存する視機能をいかに活用するか，患者にどのような介助が必要なのかを，家族にも理解してもらう。家族は，患者の障害を受け入れられず，罪悪感や困惑を感じながら介助をしてしまうということがおこりやすい。患者のできること，できないことを説明し，患者が「自分でできた」と感じられる体験がもてるような援助の仕方を指導する。

ゼミナール
復習と課題

❶ 眼疾患が患者や家族にもたらす問題にはどのようなものがあるか，あげなさい。
❷ 眼疾患患者とその家族に対して，それぞれどのような援助が必要か，考えてみよう。

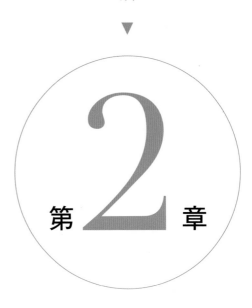

眼
▼

第 2 章

眼の構造と機能

本章で学ぶこと │ □眼疾患の具体的な症状や看護を学ぶために必要な，眼の構造と機能を学習する。
　　　　　　　 □眼の構造は複雑であり，その複雑な構造の 1 つひとつが関連し合って「見る」
　　　　　　　 　という機能を担っていることを学習する。
　　　　　　　 □眼の構造と，その構造に関係する機能を結びつけて理解する。

　　　　　　眼は視覚器ともいわれ，感覚器の 1 つである。解剖学的には眼窩の中に位置
　　　　し，眼球と視神経，これに眼球付属器が加わって構成されている（▶図2-1）。

A 眼球

　　　　　　眼球 eyeball は前後径が約 24 mm の球状の臓器で，外壁と内容に分けられる。
　　　　外壁は外側から角膜（途中から強膜となる）・ぶどう膜・網膜という 3 層の膜
　　　　からなり，内容は水晶体・硝子体・房水である（▶図2-1）。

① 角膜 cornea・強膜 sclera

　　　　　　角膜・強膜は眼球外壁の最外側をおおう膜で，これらによって眼球の形が保
　　　　たれている。

角膜 ▶　　**角膜**は外壁のうち前方部分に位置する透明な部分で，直径約 11 mm，厚さ
　　　　約 0.5 mm の無血管組織である（▶図2-2）。角膜は，外からの光線を通過させて
　　　　眼球内に送る役目のほか，眼球のうち最も大きな屈折力をもち，レンズとして
　　　　も重要な役割を果たす。透明性を保つために血管がないことから，涙液や前房
　　　　水から酸素の供給を受けている。

強膜 ▶　　角膜に続く白い不透明なかたい膜が**強膜**である。角膜が強膜に移行する部分
　　　　は**輪部**とよばれ，眼の内部を手術するときの切開創の目標となる。

② ぶどう膜 uvea

　　　　　　外壁のうち中間の膜はぶどう膜といわれ，虹彩・毛様体・脈絡膜の 3 つの
　　　　部分に分けられる。

虹彩 ▶　　**虹彩** iris は，角膜を通して，日本人ではふつう茶褐色に見える部分である。
　　　　その色には人種差があり，白色人種はメラニン色素が少ないので青色に見える。
　　　　　　虹彩の中央には**瞳孔** pupil があり，眼に入る光の量を調整している。虹彩に
　　　　は瞳孔括約筋と瞳孔散大筋があり，これらの筋のはたらきによって瞳孔の大き

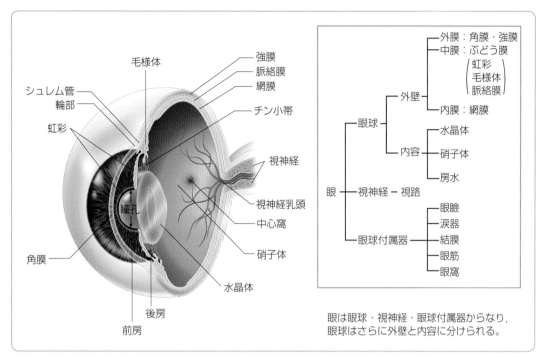

▶図 2-1　眼球の構造と視覚器の構成

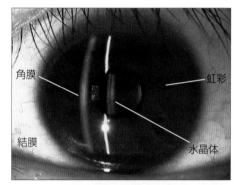

細隙灯顕微鏡(▶45ページ)で観察すると，角膜・水晶体など本来は透明である組織が，細い光が通過する際の散乱光によって白く見える。

▶図 2-2　前眼部

さがかわる。瞳孔は，暗い所では大きくなり(散瞳)，明るい所では小さくなる(縮瞳)。

　眼に光をあてると瞳孔が小さくなる，すなわち縮瞳することを，瞳孔の対光反応という。また，近い所を見るときにも，調節(▶18ページ)・輻湊(▶25ページ)とともに縮瞳する。これを瞳孔の近見反応という。

毛様体▶　毛様体 ciliary body は，ぶどう膜の前方部分である虹彩と，後方部分である脈絡膜との間にあって，チン小帯(毛様小帯)で水晶体をつり下げている。毛様

体には毛様体筋という筋肉があり，このはたらきによって水晶体の厚さがかわることで，網膜にはっきりした像が結ばれる。これを調節という。また，毛様体は房水を産生して，角膜と水晶体に栄養を補給している。

脈絡膜▶　脈絡膜 choroid は強膜の内側に接しており，メラニン色素が多いために黒く見え，虹彩とともに，瞳孔以外からの余分な光線が眼球内に入らないようにする役目を果たしている。また，脈絡膜には血管が豊富で，眼球内，とくに網膜外層に栄養を補給している。

③ 網膜 retina

外壁の 3 層のうち最内側の膜は網膜といわれる。ここには錐体と杆体という 2 種類の視細胞があって，光・色・形を感受する。錐体は眼底の中心部に多く，明るい所で反応し，視力がよく，色を認識する。杆体は眼底の周辺部に多く，暗い所で弱い光に反応し，視力はわるく，色を認識しない。網膜の疾患で色覚異常がおこることがあるのは，錐体の機能が障害されるためである。

眼内の後方部分を眼底といい，検眼鏡を用いると，瞳孔を通して見ることができる（▶図 2-3）。眼底の中心部を黄斑といい，その中心を中心窩という。黄斑の鼻側には神経線維の集まる視神経乳頭があり，視神経乳頭から網膜中心動脈と網膜中心静脈が 4 本ずつ出入りしている。

● 視力 visual acuity

視力とは，物体の形や存在を認識する眼の能力である。物は網膜に像を結ぶ（焦点を合わせる）ことで見えるが，網膜の中心窩で像を結んだときの視力のことを中心視力，中心窩以外で像を結んだときの視力のことを中心外視力という。

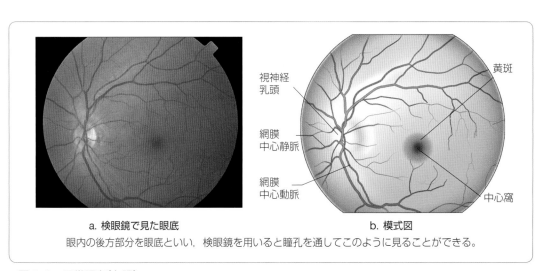

a. 検眼鏡で見た眼底　　　　　　　　b. 模式図

黄斑
視神経乳頭
網膜中心静脈
網膜中心動脈
中心窩

眼内の後方部分を眼底といい，検眼鏡を用いると瞳孔を通してこのように見ることができる。

▶図 2-3　正常眼底（左眼）

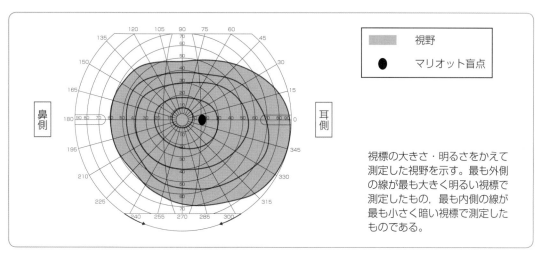

▶図2-4　量的視野とマリオット盲点（正常の右眼）

単に視力といった場合は，ふつう中心視力を意味する。中心外視力は中心視力に比べて著しく不良である。

● 視野 visual field

　視野とは，眼を動かさないで見ることのできる範囲をいう。視野は，見ているところの中心からの角度であらわし，視標[1]の色・大きさ・明るさをかえるとその広さが変化する。視標の大きさ・明るさをかえて測定した視野のことを**量的視野**という（▶図2-4）。

　見ようとするところの中心の耳側の位置に，視野の欠けている部分がある。これは視神経乳頭に対応する部位で，**マリオット盲点**[2]とよばれる（▶図2-4）。

● 色覚 color sense

　色覚とは，色を感じる眼の機能である。色覚は，2種類の視細胞のうち錐体の機能であるため，錐体の多い網膜の中心部では感度がよいが，周辺部では不良である。また，錐体の反応しやすい明るい所では感度がよいが，暗い所では不良である。

● 光覚 light sense

　光覚とは，光を感じ，その強さを区別する眼の機能である。

　明るい所から急に暗い所に入ると，はじめは見えないが，だんだん見えるようになってくる。これを**暗順応**とよび，おもに杆体がはたらいている状態で

---

1) 視標とは，視力検査や視野検査に用いられる標的である。
2) マリオット盲点は誰にでも存在する。視野検査でマリオット盲点が検出できなかった場合，検査中に被検者が眼を動かしていたことになるので，検査結果の信頼性は低い。

ある。これに対して，暗い所から急に明るい所に入ると，一瞬見えないがすぐに見えるようになる。こちらは**明順応**とよばれ，おもに錐体がはたらいている状態である。このように，暗順応の時間は長いが，明順応の時間は短い。

④ 水晶体 lens

　水晶体（すいしょうたい）は直径約 10 mm の厚い凸レンズの形をしており，虹彩と硝子体の間にあって，チン小帯によって毛様体に固定されている（▶図2-5）。水晶体の表面の膜を**嚢**（のう）といい，前面の膜を**前嚢**，後面の膜を**後嚢**という。水晶体の中心には**核**（かく）があり，核と嚢との間の部分を**皮質**（ひしつ）という。核は，小児ではやわらかいが，成長に伴ってかたくなる。

● 屈折 refraction

　水晶体は，角膜とともに光線を透過させ，**屈折**させて，網膜に像を結ばせる。毛様体筋のはたらきによって水晶体の厚さと形状がかわることで屈折力が変化し，眼底に焦点が合うようになる。

● 調節 accommodation

　近い所を見るときには，毛様体筋が収縮してチン小帯がゆるみ，水晶体はその弾力性によって厚くなり，網膜にはっきりした像を結ぶ（▶図2-6-a）。遠い所を見るときには，毛様体筋が弛緩してチン小帯が緊張し，水晶体が薄くなって，網膜にはっきりした像を結ぶ（▶図2-6-b）。このはたらきは**調節**といわれる。

　調節を休ませたときに，無限に遠い所から眼に平行に入ってきた光線が像を結ぶ位置によって，眼の屈折状態が決められる（▶図2-7）。正視以外の屈折状態，つまり，近視・遠視・乱視を**屈折異常**という（▶74ページ）。

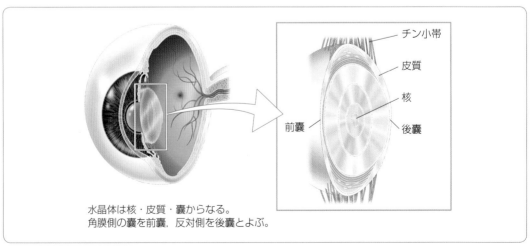

チン小帯
皮質
核
前嚢
後嚢

水晶体は核・皮質・嚢からなる。
角膜側の嚢を前嚢，反対側を後嚢とよぶ。

▶図 2-5　水晶体の構造

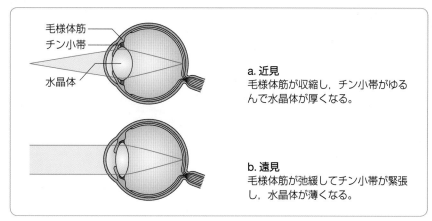

毛様体筋
チン小帯
水晶体

a. 近見
毛様体筋が収縮し，チン小帯がゆるんで水晶体が厚くなる。

b. 遠見
毛様体筋が弛緩してチン小帯が緊張し，水晶体が薄くなる。

▶図2-6　調節のしくみ

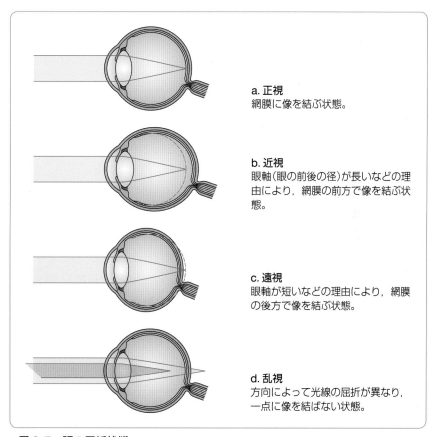

a. 正視
網膜に像を結ぶ状態。

b. 近視
眼軸（眼の前後の径）が長いなどの理由により，網膜の前方で像を結ぶ状態。

c. 遠視
眼軸が短いなどの理由により，網膜の後方で像を結ぶ状態。

d. 乱視
方向によって光線の屈折が異なり，一点に像を結ばない状態。

▶図2-7　眼の屈折状態

[1] **正視**　網膜に像を結ぶ。

[2] **近視**　網膜の前方に像を結ぶ。

[3] **遠視**　網膜の後方に像を結ぶ。

[4] **乱視**　方向によって像を結ぶ位置が異なる。

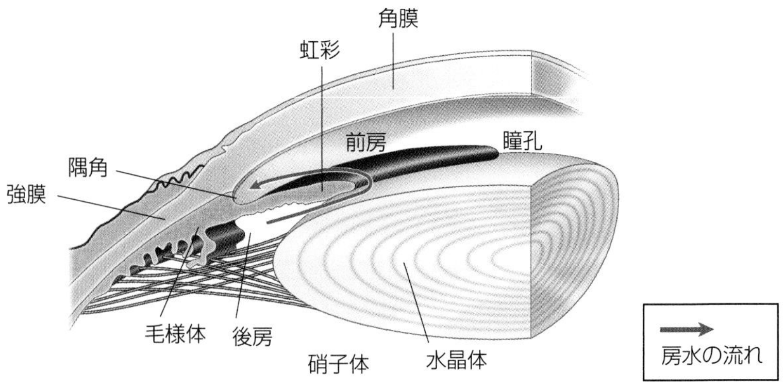

毛様体で産生された房水は，後房，瞳孔，前房を通り，隅角にいたる。

▶図2-8　房水の流れ

⑤ 硝子体 vitreous body

　硝子体は，眼球の内容の大部分を占める透明・粘稠な組織で，血管や神経はない。眼球の形を保ち，外力による変形に抵抗するとともに，透過性があって網膜まで光線を通過させる。この光を通す性質から，角膜・水晶体とともに透光体といわれる。

⑥ 前房・後房

　角膜と虹彩前面の間を**前房**(前眼房)，虹彩後面と水晶体・硝子体の間を**後房**(後眼房)といい，前房と後房とは瞳孔で連絡している(▶図2-8)。この眼房を満たしているのが**房水** aqueous humor である。

　房水は，毛様体で産生されて後房に分泌され，後房→瞳孔→前房→隅角と一定方向に流れている。**隅角**は角膜・強膜・虹彩の境の部分にある。房水はさらに，隅角→房水静脈→静脈と流れて全身の循環に入る。

　房水は眼房内を通過する間に，角膜や水晶体に栄養と酸素を与え，代謝産物を受け取る。

眼圧 ▶　房水の産生量と流出量とはだいたい一定していて，眼球内の圧，すなわち**眼圧** intraocular pressure は 10〜21 mmHg に保たれる。この圧より高くなり視機能障害をきたした状態を，緑内障(▶112ページ)とよんでいる。

B 視神経・視路

　網膜に結ばれた像の情報が大脳に伝わることで，はじめて物を見ることができる。この情報の伝わる経路を，**視路** optic pathway，あるいは**視覚伝導路**という（▶図2-9）。

　網膜の視細胞からのびた神経線維は，眼底の視神経乳頭に集まって**視神経** optic nerve となり，ここから眼球外に出て頭蓋内に入る。左眼と右眼の視神経はトルコ鞍の前上方で交差しており，これを**視交叉**という。ここで左眼・右眼の視神経はそれぞれ耳側・鼻側の2つに分かれ，両眼とも鼻側の半分のみ交差して反対側にいく。

　視交叉を過ぎた神経線維の束を**視索**といい，右の視索には右眼耳側と左眼鼻側の神経線維，左の視索には左眼耳側と右眼鼻側の神経線維が含まれている。

　視索を通った神経線維は，**外側膝状体**(第1視中枢)を経て，視放線となり，大脳後頭葉の視覚中枢(第2視中枢)に達する。

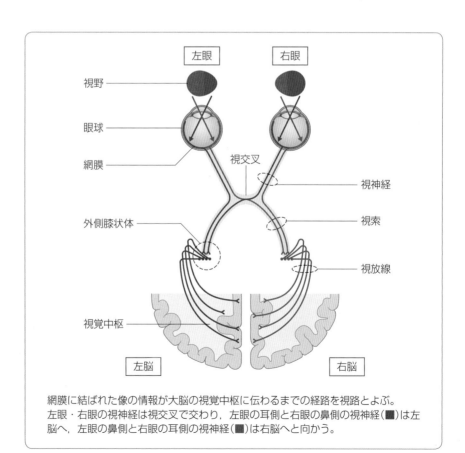

　網膜に結ばれた像の情報が大脳の視覚中枢に伝わるまでの経路を視路とよぶ。
　左眼・右眼の視神経は視交叉で交わり，左眼の耳側と右眼の鼻側の視神経(■)は左脳へ，左眼の鼻側と右眼の耳側の視神経(■)は右脳へと向かう。

▶図2-9　視路(視覚伝導路)

C 眼球付属器

　　眼球の周囲にある組織の総称で，眼球の保護や運動に関する役割を担っている。これには眼瞼^{がんけん}・結膜・涙器・眼筋・眼窩がある。

① 眼瞼 eyelids

　　眼瞼は上眼瞼と下眼瞼とからなり，その間を瞼裂^{けんれつ}という（▶図2-10）。瞼裂の鼻側を**内眼角**，耳側を**外眼角**という。眼瞼は眼球を保護し，まばたきによって角膜の表面をうるおすのがおもなはたらきである。

　　眼瞼には3つの筋肉があり，眼瞼を開いたり閉じたりする。眼瞼を開くのは**上眼瞼挙筋**^{じょうがんけんきょ}（動眼神経支配）と**瞼板筋**^{けんばん}（交感神経支配），眼瞼を閉じるのは**眼輪筋**^{がんりん}（顔面神経支配）である（▶図2-11）。

　　眼瞼には**瞼板**や，脂肪を分泌する**瞼板腺**（マイボーム腺）がある。眼瞼の縁にある**睫毛**^{しょうもう}（まつげ）は刺激に敏感で，異物が触れると瞼裂を閉じ，異物が眼の中に入るのを防ぐ。睫毛の根もとにも脂肪・汗を分泌する**睫毛腺**がある。上眼瞼の上方には**眉毛**^{びもう}（まゆげ）がある。

② 結膜 conjunctiva

　　結膜は眼球と眼瞼とをつなぐ薄い膜で，眼瞼の裏面をおおう**眼瞼結膜**と，眼

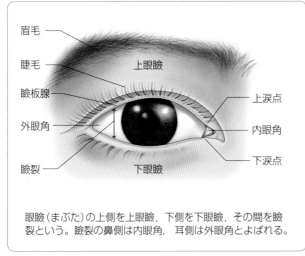

眼瞼（まぶた）の上側を上眼瞼，下側を下眼瞼，その間を瞼裂という。瞼裂の鼻側は内眼角，耳側は外眼角とよばれる。

▶図2-10　眼瞼の外観（右眼）

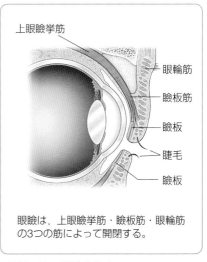

眼瞼は，上眼瞼挙筋・瞼板筋・眼輪筋の3つの筋によって開閉する。

▶図2-11　眼瞼の筋肉

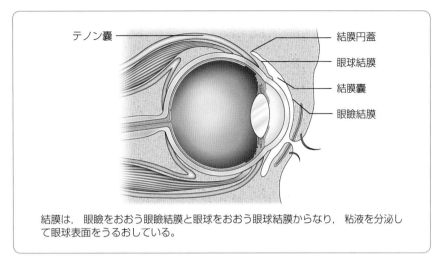

結膜は，眼瞼をおおう眼瞼結膜と眼球をおおう眼球結膜からなり，粘液を分泌して眼球表面をうるおしている。

▶図2-12　結膜の構造

球の表面をおおう**眼球結膜**がある（▶図2-12）。眼瞼結膜と眼球結膜との移行部を**結膜円蓋**という。これらの結膜に囲まれたスペースを**結膜囊**という。結膜は粘膜であるため，粘液を分泌して，眼球の表面をつねにうるおす役目を果たしている。

　結膜の下には**テノン囊** Tenon capsule という結合組織性の薄膜があり，前端は角膜輪部で強膜に付着し，後方では外眼筋の筋膜に移行している。

③ 涙器 lacrimal apparatus

　涙器は，涙を分泌する**涙腺**と，涙を鼻腔へ排出する**涙道**とからなっている（▶図2-13）。涙腺は涙を出して異物などを洗い流し，眼球の表面をうるおし，角膜の透明性を維持するのに役だつ。

　角膜をうるおした涙は内眼角に集まり，瞼縁の鼻側にある上下の涙点から**涙小管**を経て**涙囊**に入り，**鼻涙管**を通って鼻腔へ排出される。この経路を総称して涙道とよんでいる。

④ 眼筋 ocular muscle

　眼筋には，眼球の外側にある**外眼筋**と，眼球のなかにある**内眼筋**とがある。

　外眼筋は，**外直筋**（外転神経支配），**内直筋・上直筋・下直筋・下斜筋**（動眼神経支配），および**上斜筋**（滑車神経支配）の6つからなり，眼球運動を行う（▶図2-14）。

　内眼筋は，**瞳孔散大筋**（交感神経支配）と**瞳孔括約筋・毛様体筋**（動眼神経中の副交感神経支配）からなる（▶15〜16ページ）。

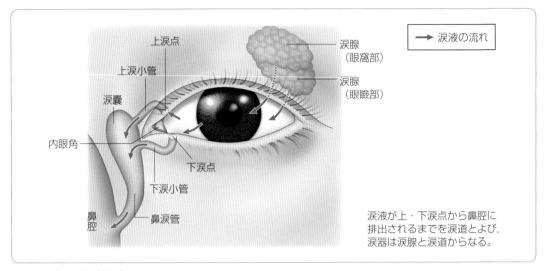

▶図 2-13　涙器（左眼）

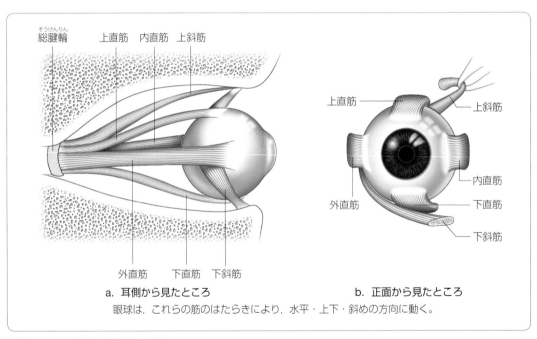

a. 耳側から見たところ　　　　b. 正面から見たところ
眼球は，これらの筋のはたらきにより，水平・上下・斜めの方向に動く。

▶図 2-14　外眼筋の構造（右眼）

● 眼位 eye position

　眼位は両眼の視線の位置関係のことで，正位・斜位・斜視がある（▶80〜82ページ）。

● 眼球運動 eye movement

　眼球運動は外眼筋の収縮によっておこり，6 つの筋のはたらきで水平・上

下・斜めの方向に動く。

● 両眼視 binocular vision

　人間は左右2つの眼を備えているが，それぞれの眼で見たものは1つの情報に統合される。これは両眼で受け入れた感覚を脳でまとめて1つの新しい感覚としているからであり，このはたらきのことを**両眼視**という。両眼視には**融像**と**立体視**とがあり，融像は，左右の眼の網膜に映った像を1つにまとめて見るはたらきである。立体視は，物体を立体的に見る感覚である。

● 輻湊 convergence・開散 divergence

　眼前の一点に両眼の視線を集中させるよう，眼を内側に寄せる機能を**輻湊**（輻輳）という。近い所を見るときには，輻湊とともに調節がおこる。一方，眼前の一点に集中している両眼の視線を左右へ分散させる機能を**開散**という。

⑤ 眼窩 orbit

　眼窩は，眼球および眼球付属器を入れる骨でできたくぼみで，7種類の骨に囲まれている（▶図2-15）。豊富な脂肪組織があり，眼球を外力から保護している。くぼみの奥には視神経管があって，頭蓋腔と通じている。

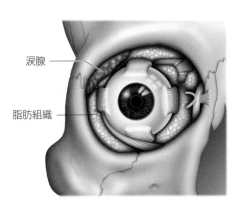

涙腺
脂肪組織

a. 皮膚・眼瞼を除去したところ
眼球の周囲には脂肪組織があり，眼球を保護している。

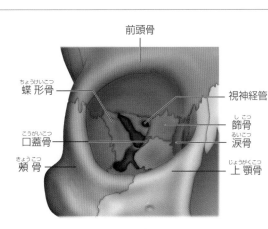

前頭骨
蝶形骨（ちょうけいこつ）
口蓋骨（こうがいこつ）
頰骨（きょうこつ）
視神経管
篩骨（しこつ）
涙骨（るいこつ）
上顎骨（じょうがくこつ）

b. 眼窩の構成骨
眼窩は7種類の骨で囲まれている。

▶図2-15　眼窩（右眼）

ゼミナール
復習と課題

❶ 眼球の水平断面図を描き，主要な部位の名称を記入しなさい。

❷ 屈折異常の種類とその定義について述べなさい。

❸ 眼の構造と，その構造に関する機能についてまとめなさい。

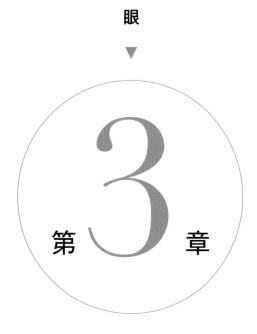

眼

第 **3** 章

症状とその病態生理

本章で学ぶこと	□眼の症状は，おもに視機能に関連するものと，それ以外のものに分けられる。
	□眼科領域でみられるおもな症状と，その症状がおこる原因，また，どのような疾患でおこりやすいかを学習する。
	□各疾患の詳細については，第5章「疾患の理解」とあわせて学習することが望ましい。

A 視機能に関連した症状

● 視力障害 visual loss

　視力障害の種類と原因にはさまざまなものがある。

　[1] **近見障害**　遠くは見えるが，近くが見えにくいというものであり，老視や調節麻痺が原因となる。

　[2] **遠見障害**　近くは見えるが，遠くが見えにくいというもので，近視によるものである。

　[3] **その他の視力障害**　屈折を矯正しても，遠くも近くもよく見えない状態であり，原因として以下のものがある。

- 透光体(角膜・水晶体・硝子体)の混濁：白内障(▶107ページ)など
- 眼底(網膜・脈絡膜)の疾患
- 視神経・視路の疾患
- 眼圧の異常：緑内障(▶112ページ)など
- 機能的な異常：弱視(▶77ページ)など
- 精神的な異常：ヒステリー[1]

　急激におこる高度の視力障害の原因には，網膜中心動脈閉塞症(▶101ページ)・硝子体出血(▶106ページ)・急性閉塞隅角緑内障(▶112ページ)・急性球後視神経炎(▶117ページ)・ヒステリーなどがある。

● 視野異常 visual field defect

　視野異常としては，次のものがある。

　[1] **狭窄**　視野の広さが通常より狭くなる状態をいい，そのうち視野全体が狭くなるものを**求心狭窄**という(▶図3-1)。求心狭窄は網膜疾患(とくに網膜色素変性)，緑内障の末期，ヒステリーの際におこる。網膜・視神経・視路の疾患ではいろいろな形の視野狭窄がおこる。

---

1) ヒステリーの概念は広いが，ここでは心身症状を引きおこす精神的症状をさす。

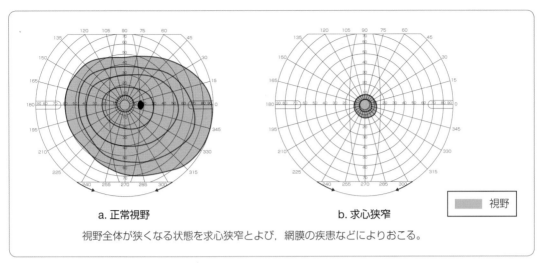

a. 正常視野　　　　　　　　　b. 求心狭窄

視野全体が狭くなる状態を求心狭窄とよび，網膜の疾患などによりおこる。

▶図 3-1　求心狭窄（右眼）

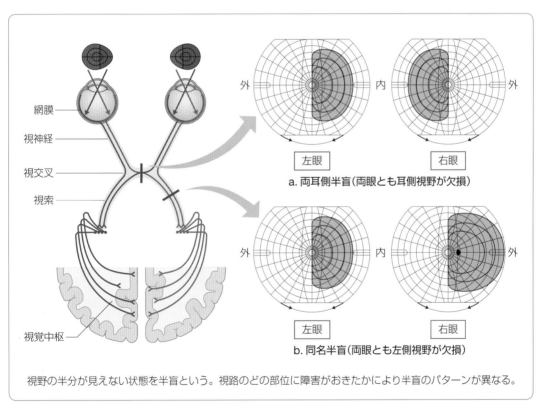

a. 両耳側半盲（両眼とも耳側視野が欠損）

b. 同名半盲（両眼とも左側視野が欠損）

視野の半分が見えない状態を半盲という。視路のどの部位に障害がおきたかにより半盲のパターンが異なる。

▶図 3-2　半盲

[2] **半盲**　視野の半分が見えなくなる状態をいう。視交叉およびそれより中枢側の視路の障害でおこる。視交叉の病変では，耳側あるいは鼻側の半盲がおこり，これをそれぞれ**両耳側半盲**（▶図 3-2-a），**両鼻側半盲**という。視索より中枢側の病変では同側の半盲となり，これを**同名半盲**という（▶図 3-2-b）。

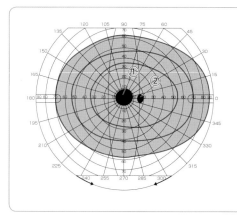

①中心暗点

②マリオット盲点

　視野の中心部に暗点がある状態を中心暗点という。
　マリオット盲点も見えない部分だが，これは異常ではなく，健常眼に必ず存在するものである。

▶図 3-3　中心暗点(右眼)

[3] **暗点**　視野の中に見えない部分がある状態をいう。視野の中心部の暗点を**中心暗点**とよぶ(▶図 3-3)。黄斑疾患(とくに中心性 漿 液性網 脈 絡膜症・黄斑変性)，視神経疾患によっておこる。

● 色覚異常 color deficiency

　色覚異常には次の 2 つがある(▶78 ページ)。

[1] **先天色覚異常**　先天的な錐体の機能不全によるものである。赤，緑，青の 3 要素のうちいずれか 1 つの感覚が鈍いものを**異常 3 色覚**といい，3 要素のうち 1 つが欠損しているものを **2 色覚**という。**1 色覚**はまったく色を感じない，いわゆる全色盲(旧称)である。

[2] **後天色覚異常**　網膜・脈絡膜の疾患や，視神経の疾患によっておこる。前者では青色・黄色の色覚が障害され，後者では赤色・緑色の色覚が障害される。

● 夜盲 night blindness

　暗順応の障害のことを**夜盲**[1]といい，暗い所ではよく見えない。夜盲は視細胞のうち杆体の機能障害で，網膜色素変性・ビタミン A 欠乏症はその代表的な疾患である。

　これに対して，明るい所ではよく見えず，やや暗い所のほうが視力のよいものを**昼盲**という。頻度は夜盲よりはるかに少ない。昼盲は錐体の機能障害で，1 色覚はその代表的な疾患である。

● 眼精疲労 asthenopia

　眼精疲労とは，眼を使う仕事をするとき，ふつうの人では疲れない仕事でも，

---

1) 夜盲は俗に「とりめ」とよばれる。鳥の視細胞はすべて錐体であり，昼間は視力がよいが，夜は見えない。ただし鳥のなかでもフクロウは例外で，少量の光にも反応する杆体をもつ。

容易に眼が疲れて痛くなり，頭痛・肩こり・吐きけなどをおこす状態をいう。近年，テレビゲームやコンピュータの使用などのために，眼精疲労を訴える患者が増加している。

　眼精疲労の原因はさまざまで，屈折や調節の異常，不適切な眼鏡の使用，斜視や斜位といった眼位の異常，VDT（visual display terminal）症候群などが原因となる。また，ドライアイや緑内障，虹彩炎（こうさい）といった疾患が原因となっていることもある。眼精疲労があるときは原因を調査し，原因に対する治療が行われる。

● 複視 diplopia

　複視とは，1つのものが2つにだぶって見えることである。複視には両眼複視と単眼複視がある。両眼複視は，両眼で見ると2つに見えるが，片眼で見れば1つに見える状態をさし，ふつう複視というと両眼複視のことである。眼筋麻痺の場合にみられることが多い。一方，片眼で見ても2つに見える状態を単眼複視といい，乱視や水晶体偏位の場合にみられる。

● 飛蚊症 myodesopsia

　飛蚊症（ひぶんしょう）とは，眼の前にカ（蚊）のような小さいものが飛んでいるように見えることをいう。このカのようなものは，眼の動きにつれてゆらゆらと動く。

　正常な人でも年齢に伴って飛蚊症が生じることがあり，これを生理的飛蚊症という。ただし，網膜裂孔や硝子体出血に伴って生じる飛蚊症は病的なもので，網膜剝離の前兆となることがあるので，注意が必要である。

● 変視症 metamorphopsia

　物体が変形してゆがんで見えることを変視症（へんししょう）という。加齢黄斑変性，黄斑上膜，網膜剝離などによる網膜の黄斑部の障害が原因となる。

● 小視症 micropsia

　物体が小さく見えることを小視症（しょうししょう）という。中心性網脈絡膜症などの疾患により網膜に浮腫（ふしゅ）があるときにみられることが多い。

● 虹視症 iridopsia

　虹視症（こうししょう）とは，電灯の周囲に虹のような輪が見えるもので，角膜に浮腫や混濁が生じているときにおこる。緑内障で眼圧が上昇しているときや，表層角膜炎などのときにみられる。

B｜視機能に関連しない症状

● 充血 hyperemia

　充血とは，眼球結膜や強膜の血管が拡張することにより，白目の部分が赤く見えることである（▶図 3-4，▶134 ページ）。充血には次の 2 種類があり，その区別は疾患の診断・鑑別に有用である。

　[1] **結膜充血**　結膜の血管が拡張することによっておこるもので，結膜炎にみられる。角膜から遠いほど強くあらわれる（▶図 3-4-a）。

　[2] **毛様充血**　強膜の深い層の血管が拡張するもので，角膜炎・強膜炎・ぶどう膜炎にみられる。角膜に近いほど強くあらわれる（▶図 3-4-b）。

● 流涙 epiphora

　流涙とは，涙が眼の外にあふれて流れ落ちることである（▶134 ページ）。その原因として，次の 2 つの場合がある。

　①涙道の通過障害　涙点・涙小管・涙囊・鼻涙管の閉塞または狭窄によっておこる。

　②涙の分泌過多　眼の異物・炎症，または精神的な感動によっておこる。

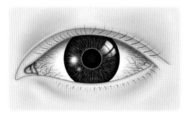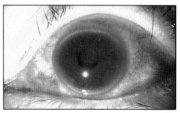

a. 結膜充血
結膜の充血によっておこり，角膜から遠いほど強くあらわれる。

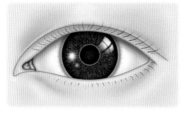

b. 毛様充血
強膜の深い層の充血によっておこり，角膜に近いほど強くあらわれる。

▶図 3-4　充血

● 眼脂 discharge

眼脂は，俗に「めやに」といわれ，結膜炎のときなどにみられる眼からの分泌物である（▶135ページ）。

● 羞明 photophobia

羞明とは，光をまぶしく感じる状態で，角膜炎や虹彩毛様体炎，白内障の初期，緑内障などにみられる（▶135ページ）。

● 異物感 foreign body sensation

異物感とは，眼の中に異物があるような感じで，結膜異物・角膜異物・角膜潰瘍・眼瞼内反・睫毛乱生・結膜炎などにみられる（▶136ページ）。

● 瘙痒感 itching

瘙痒感とは，眼にかゆみを感じることで，春季カタル・アレルギー性結膜炎などにみられる（▶136ページ）。

● 眼痛 eye pain

眼痛は，眼を中心として感じられる疼痛で，異物感，刺激感，鈍痛，圧迫感，頭痛を含む頭重感などがある（▶136ページ）。眼痛の原因には，異物の混入や，麦粒腫・急性涙嚢炎・角膜びらん・角膜潰瘍・全眼球炎・急性緑内障・ぶどう膜炎・三叉神経痛などがある。眼精疲労が原因になることもある。

● 眼球突出 exophthalmos

眼球突出とは，眼球が異常に前方に突出していることで，眼窩腫瘍や，全身疾患であるバセドウ病にみられる（▶117ページ，図5-56）。

ゼミナール
復習と課題

❶ 視力障害の種類についてまとめなさい。
❷ 視野に異常をきたす疾患にはどのようなものがあるか，あげなさい。

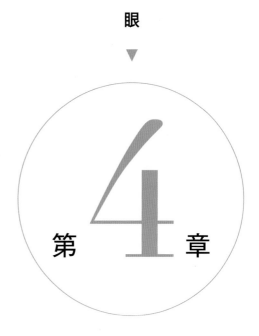

眼

第 **4** 章

検査と治療・処置

本章で学ぶこと	□眼科では，数多くの検査が行われる。看護師は検査内容を理解し，器具や器械の準備をしたり，介助をすることが求められる。本章では，さまざまな検査の種類とその意義，適応疾患について学ぶ。
	□点眼をはじめとする処置や手術の介助などについても，眼という繊細な臓器を扱ううえで特有の方法を知り，看護にあたる必要がある。そのために，どのような処置・治療法があるかを学習する。

A｜診察と診断の流れ

　　眼科の診療は，まず病歴を聞いてから明室で視力検査を行い，診察室に患者を誘導して，外眼部・透光体・眼底というように，眼の前から後ろへと順に診察を進めていく。そのうえで，必要に応じて，次の項で学ぶようなさまざまな検査が追加されることになり，これらの診察に用いられる器具・器械の整備が必要となる。そのほか，治療として外来では小手術や処置が行われるので，これらに必要な器具や薬剤も準備しておく。

B｜検査

① 視力検査

最小視角と視標▶　視力は2点を分離して見分けることのできる最小の角度であらわす。これを最小視角といい，正常の最小視角は1′（1分），つまり1°の1/60である。図4-1-aの大きさのランドルト環を5mの距離から見ると，視角は1′となり，これを見分けるときの視力を1.0とする（▶図4-1-b）。

　　視標としてはランドルト環やアルファベットを用いるのが国際的な標準であるが，わが国ではひらがな・カタカナ・絵などの視標も，実用的で手軽に検査できるので用いられる。

字づまり視力と▶
字ひとつ視力　　視力にはランドルト環やひらがななどを並べた視力表（試視力表）によって測定した視力（字づまり視力）と，ランドルト環を1つずつ示して測定した視力（字ひとつ視力）とがある（▶図4-2）。10歳以上ではいずれの方法でも同じ結果であるが，9歳以下，とくに6歳以下では字ひとつ視力のほうが良好である。

検査法▶　検査時の視力表からの距離は5mとし，視力表の照度を500ルクスに定め

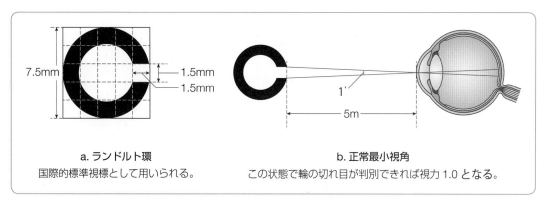

a. ランドルト環
国際的標準視標として用いられる。

b. 正常最小視角
この状態で輪の切れ目が判別できれば視力 1.0 となる。

▶図 4-1　視力のあらわし方

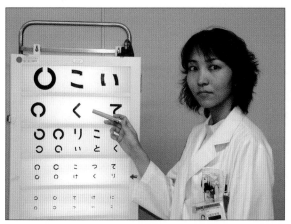
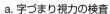
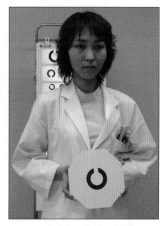

a. 字づまり視力の検査

b. 字ひとつ視力の検査

視力検査には，視力表を用いた検査(a)と視標を1つずつ示す検査(b)がある。小児(とくに6歳以下)の場合は字ひとつ視力の検査を用いたほうがよい。

▶図 4-2　視力検査

る。片眼を，遮眼子を用いて，または眼鏡試験枠に遮閉板を入れたり眼鏡に遮閉板を装着して遮閉し，一眼ずつ検査する(▶図4-3-a〜c)。小児で眼球試験枠が気になってしまう場合は，ガーゼなどを貼付して遮閉する(▶図4-3-d)。

　成人の場合，ランドルト環の切れ目の方向やひらがななどを口答してもらい，検査する。しかし，それがむずかしい小児では，ランドルト環の切れ目の方向を指または模型を使って答えさせる(▶図4-4)。このようにして検査を行い，見える最小の視標を視力とする。

　検査のときは，眼を細めたりせず，らくに視標を見てもらうようにする。眼を細めると，近視や遠視の人でも実際よりよい視力になってしまうことがある。

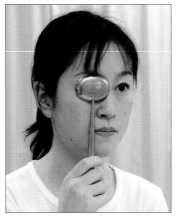

a. 遮眼子による遮閉

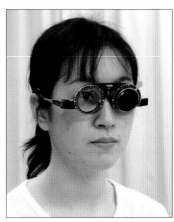

b. 眼鏡試験枠と遮閉板による遮閉

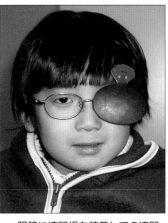

c. 眼鏡に遮閉板を装着しての遮閉

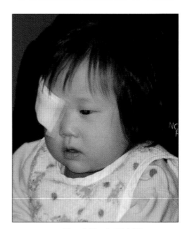

d. ガーゼによる遮閉

視力検査は，このようにさまざまな方法で片眼を遮閉して一眼ずつ行う。

▶図 4-3　視力検査時の遮閉のしかた

記載法▶　視力の記載は次のように行う。

右眼視力：V.d.[1] または RV[2] ＝ 1.0

左眼視力：V.s.[3] または LV[4] ＝ 0.1

　5 m の位置から 0.1 の視標が見えないときには，視標を近づけ，0.1 の視標が見える距離を測定する。もし，それが α m であれば，0.1×α/5 がその視力となる。たとえば，2 m で 0.1 の視標が見えた場合は，0.1×2/5 ＝ 0.04 である。

　視力がそれ以下の場合は，次のように記載する。

[1] 指数弁　検者の指の数がわかる距離を測定する。たとえば，30 cm で指の

1）V.d. : visus dexter（ラテン語で「右視力」）の略。
2）RV : right vision（英語で「右視力」）の略。
3）V.s. : visus sinister（ラテン語で「左視力」）の略。
4）LV : left vision（英語で「左視力」）の略。

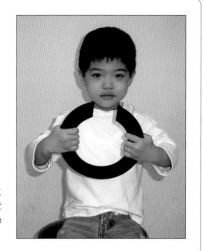

ランドルト環の切れ目の方向を口答すること
がむずかしい小児の場合，このように模型を
使用したり，指で切れ目の方向を示しても
らったりして検査する。

▶図 4-4　小児の視力検査

数が判別できたら，30 cm 指数弁であり，30 cm/n.d.[1] または 30cm/CF[2] と記
載する。

[2] **手動弁**　指の数が見えないときには，患者の眼前で検者の手を動かす。手
の動きがわかれば，手動弁または眼前手動弁で，m.m.[3]，HM[4] とする。

[3] **光覚弁**　手動がわからないときには，暗室内で患者の眼に光をあて，光を
感じるかどうかをみる。光を感じれば光覚弁または明暗弁で，s.l.[5]，LP[6] とす
る。光覚があれば，光の方向がわかるかどうかをみる。光の方向がわかれば光
投影確実，わからなければ光投影不確実とする。

[4] **光覚なし**　光を感じないときは失明で，視力 0 とする。

② コントラスト感度検査

　通常の視力は真っ白な背景と，真っ黒な文字や記号で検査するが，コントラ
スト感度検査では，背景と視標のコントラストの差が少なく，濃淡がはっきり
しない検査表で視機能を測定する（▶図 4-5）。

③ 屈折検査

　屈折検査には，機器や器具を用いて医療者側が測定する他覚的屈折検査と，

---

1) n.d. : numerus digitorum（ラテン語で「指数弁」）の略。
2) CF : counting finger（英語で「指数弁」）の略。
3) m.m. : motus manus（ラテン語で「手動弁」）の略。
4) HM : hand motion（英語で「手動弁」）の略。
5) s.l. : sensus luminis（ラテン語で「光覚弁」）の略。
6) LP : light perception（英語で「光覚弁」）の略。

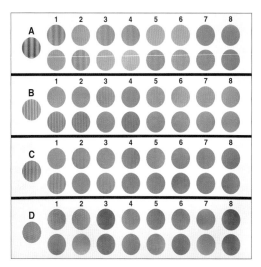

（写真提供：株式会社ニコンヘルスケアジャパン）

▶図4-5　コントラスト感度検査表

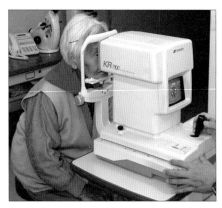

a. オートレフラクトメータ

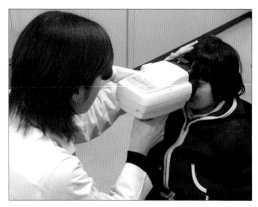

b. 手持ちのレフラクトメータ

現在はオートレフラクトメータ（a）が普及しており，これを用いることが多い。幼児や座位がとれない場合は手持ちのレフラクトメータ（b）を用いる。

▶図4-6　レフラクトメータ

患者の応答をふまえて測定する自覚的屈折検査とがある。

● 他覚的屈折検査

他覚的屈折検査の方法として，レフラクトメータを使用する方法や，検影法などがある。

レフラクトメータ▶　他覚的に屈折度を測定するために用いられる器械である。コンピュータを使用し，自動的に判定できるオートレフラクトメータが用いられる（▶図4-6-a）。

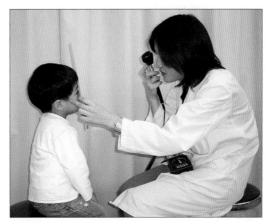
検影器(レチノスコープ)を用いて検査しているところ。

▶図 4-7　検影法

　幼児や座位をとれない患者の場合は，手持ちのレフラクトメータを用いる(▶図 4-6-b)。

検影法▶　暗室で，検影器(レチノスコープ)，あるいは検眼鏡(平面鏡)と板付きレンズを用いて検査する(▶図 4-7)。

　患者には遠方を見させ，検者は 50 cm の距離から検影器あるいは検眼鏡で瞳孔に光をあて，瞳孔領[1]における影の動き方をみて，他覚的な屈折度を決める。

小児の屈折検査▶　眼は調節をすると近視寄りの屈折度になることから，屈折検査は調節していない状態で行わなくてはいけない。しかし小児は調節力が強く，調節を休止させることは困難であるため，調節麻痺薬を点眼したうえで屈折検査を行う必要がある[2]。調節麻痺薬として，アトロピン硫酸塩水和物やシクロペントラート塩酸塩(サイプレジン® など)が用いられる。

● 自覚的屈折検査

裸眼視力と▶
矯正視力　視力には裸眼視力と 矯正視力 とがある。裸眼視力はレンズをかけないで測定した視力，矯正視力は屈折異常を矯正して測定した視力である。眼科で単に視力といえば，矯正視力を意味する。この矯正視力の検査によって自覚的な屈折度がわかる。つまり，矯正視力検査が，自覚的屈折検査であるといえる。

　ただし，小児や調節の緩解ができない患者の場合，あるいは強度の屈折異常では，この検査では正しい屈折度は得られない。

検査法▶　裸眼視力検査を行ってから，次の順序で矯正視力を測定する。

---

1) 瞳孔領とは，瞳孔に相当する角膜面上の部分である。
2) 小児は調節力が強いので，調節を休止させられないと，本当は遠視でも，検査結果が正視や近視になってしまうことが少なくない。

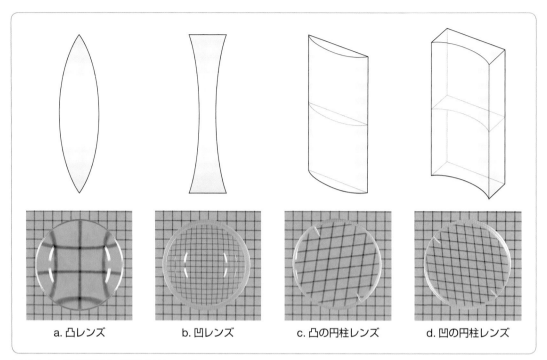

a. 凸レンズ　　b. 凹レンズ　　c. 凸の円柱レンズ　　d. 凹の円柱レンズ

▶図4-8　屈折検査に使用するレンズ

[1] 凸レンズによる検査　＋0.5D[1]の凸レンズをかけて視力がよくなるかどうかをみる（▶図4-8-a）。この検査は裸眼視力がよくても行う。

①凸レンズにより視力が不良となれば，遠視なしと判定する。たとえば，裸眼視力1.2で＋0.5Dの凸レンズをかけたときに視力が不良となれば，その眼は正視である。この場合，1.2（矯正不能），または1.2（n.c.[2]）と記載する。裸眼視力0.9以下の場合にも凸レンズによる検査を行い，遠視なしと判定されれば，次の凹レンズによる検査を行う。

②＋0.5Dの凸レンズで視力が同じかよくなれば，遠視と判定する。このとき，凸レンズの度を強くして，最良の視力を得る最も強いレンズをその度とする。

　たとえば，裸眼視力1.2で，＋0.5Dと＋0.75Dで1.2，＋1.0Dで0.8という場合には，＋0.75Dの遠視で，1.2（1.2×＋0.75D）と記載する。また裸眼視力0.7で，＋0.5Dで1.0，＋0.75Dと＋1.0Dで1.2，＋1.25Dで1.0という場合は，＋1.0Dの遠視で，0.7（1.2×＋1.0D）と記載する。

[2] 凹レンズによる検査　凸レンズによる検査で遠視なしと判定されたものは，−0.5Dの凹レンズをかけて，視力がよくなるかどうかをみる（▶図4-8-b）。

---

1) D：diopter（ジオプトリー）の略。レンズの屈折力をあらわす単位で，レンズの焦点距離の逆数。2Dのレンズを通った平行光線は，0.5mのところに焦点を結ぶ。
2) n.c.：non corrigent（ラテン語で「矯正不能」）の略。

①視力が不良となれば，近視なしと判定する。

②視力がよくなれば，近視と判定し，凹レンズの度を強くして，最良の視力を得る最も弱いレンズをその度とする。

　　たとえば，裸眼視力 0.3 で，−0.5D で 0.5，−1.0D で 0.8，−1.25D で 1.0，−1.5D と−1.75D で 1.2，−2.0D で 1.0 という場合は，−1.5D の近視で，0.3（1.2×−1.5D）と記載する。

[3] **円柱レンズによる検査**　上記の凸レンズおよび凹レンズによる検査を行って正常視力が得られない場合は，乱視または眼疾患である。最良の視力を得た球面レンズ（凸レンズ・凹レンズ）に弱い度の円柱レンズを加えて視力がよくなるかどうかをみる（▶図 4-8-c, d）。視力がよくなれば円柱レンズの度を強くし，最もよい視力を得る円柱レンズをその度とする。

　　たとえば，裸眼視力 0.2 で，−2.0D の凹レンズと−1.0D の円柱レンズを軸 180° に入れて 1.2 まで矯正できたら，近視性乱視ということになり，0.2（1.2×−2.0D ＝ cyl[1]−1.0D 180°）と記載する。

● 屈折検査に関係するその他の器械

[1] **ケラトメータ（オフサルモメータ）**　角膜の曲率半径を測定する器械である。レフラクトメータ（▶40 ページ，図 4-6）と一体になっていることが多い。角膜のカーブや乱視の度合いがわかり，眼内レンズの度数計算・コンタクトレンズの処方・屈折矯正手術の検査に必要である。

[2] **角膜形状解析装置**　角膜の形状をコンピュータにより自動的に定量解析する（▶図 4-9）。円錐角膜（▶93 ページ）などによる不正乱視の検出に用いられる。

[3] **乱視表**　放射状の線からなる。乱視表を見せて，方向によって見え方に差があれば乱視である（▶図 4-10）。

[4] **レンズメータ**　眼鏡のレンズの度を測定するのに用いる（▶図 4-11）。

④ 開瞼法

　開瞼法とは，角膜・瞳孔・虹彩・眼球結膜を観察するために，瞼裂を開く方法である。母指と示指，あるいは示指と中指を上下の眼瞼にあて，眼球を圧迫しないようにして上下に開く（▶図 4-12）。

　羞明・外傷のひどいときや，幼児で自分から開瞼できないときには，デマール開瞼鉤 2 本を用いて上下に眼瞼を開いたり（▶図 4-13-a），開瞼器を装着したりする（▶図 4-13-b）。

1）cyl：円柱レンズ cylindrical lens または cylinder の略。これに対して球面レンズ spherical lens は sph と略す。

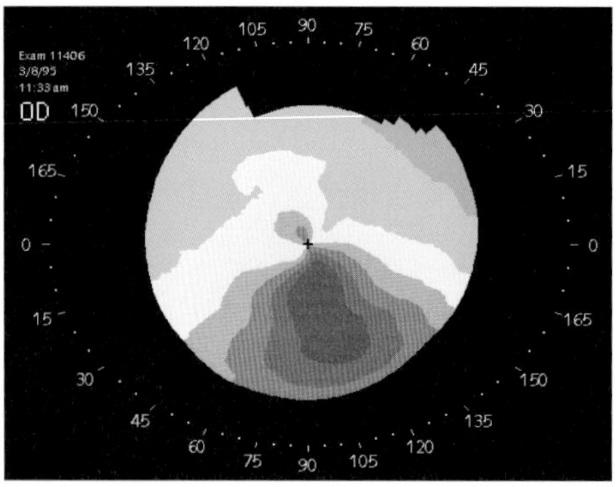

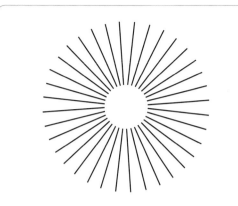

角膜形状解析装置による解析図。カラーコード
マップで角膜の形状をあらわしている。

▶図 4-9　角膜形状解析図

太さ・長さが同じ線を放射状に並べたもの。どれ
かが太く見えるなど，方向によって見え方に差が
あれば，乱視と判断できる。

▶図 4-10　乱視表

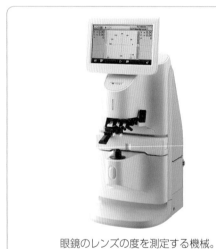

眼鏡のレンズの度を測定する機械。

（写真提供：トーメーコーポレーション）

▶図 4-11　レンズメータ

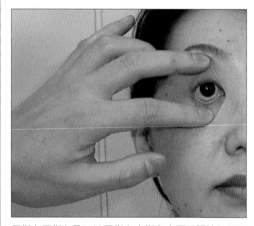

母指と示指あるいは示指と中指を上下の眼瞼にあて，
眼球を圧迫しないように上下に開く。

▶図 4-12　開瞼法

⑤ 眼瞼反転法

　　　　　　　眼瞼結膜・結膜円蓋をみるため，眼瞼を反転する方法である。

下眼瞼反転法▶　母指または示指で下眼瞼を下方に引き，患者に上方を向かせる（▶図 4-14-a）。

上眼瞼反転法▶　母指と示指で上眼瞼の皮膚をつまみ，示指を母指の下にひねるようにして反
　　　　　　　転する（▶図 4-14-b）。患者に下方を向かせると反転しやすい。反転は，強い力
　　　　　　　で行うと患者に痛みを与えるので，なるべくやさしく行う。

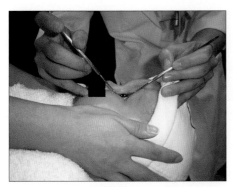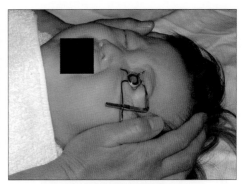

a. デマル開瞼鉤による開瞼法

b. 開瞼器による開瞼法

▶図 4-13　器具を用いた開瞼法

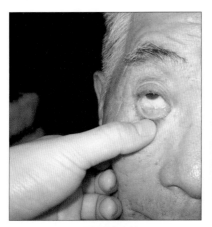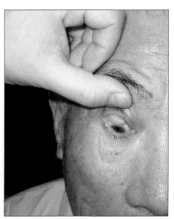

a. 下眼瞼反転法
母指または示指で下眼瞼を下方へ引く。
患者には上を見てもらう。

b. 上眼瞼反転法
母指と示指で上眼瞼の皮膚をつまみ,
示指を母指の下にひねる。患者には
下を見てもらう。

▶図 4-14　眼瞼反転法

⑥ 細隙灯顕微鏡検査

　　細隙灯顕微鏡検査は，光源からの光を細隙(スリット)を通して細い光にし，
眼の各部を照らして，双眼顕微鏡で拡大して立体的に観察する方法である。眼
科で最も頻繁に行われる検査である。

前眼部・▶　結膜・角膜・前房・虹彩・水晶体・硝子体前部が観察できる(▶図 4-15-a)。
透光体検査　角膜上皮の欠損を調べる場合は，蛍光を発するフルオレセイン試験紙で染色し
て検査する。

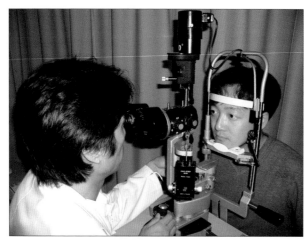

a．前眼部・透光体検査
この検査では，結膜・角膜・
前房・虹彩・水晶体・硝子体
前部が観察できる。

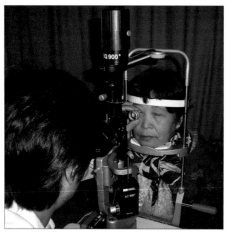

b．眼底検査
＋90D レンズを使用している。眼底・硝子体後
部が観察できる。

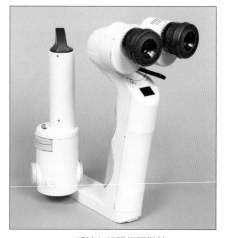

c．手持ち細隙灯顕微鏡
乳幼児や座位をとれない患者の場合には，手
持ち細隙灯顕微鏡を用いる。

▶図 4-15　細隙灯顕微鏡検査

眼底検査▶　眼底と硝子体後部を観察する。ゴールドマン三面鏡または＋90D のレンズ
　　　　　を用いる（▶図 4-15-b）。

隅角検査▶　隅角を観察する。隅角鏡を用いる。

手持ち細隙灯▶　乳幼児や，座位になれない患者の場合，寝た姿勢で，手持ち細隙灯顕微鏡に
　　顕微鏡　　よる観察を行う（▶図 4-15-c）。

⑦ 前眼部三次元画像解析

前眼部光干渉断層計（前眼部 optical coherence tomography；前眼部 OCT）に
より，角膜・虹彩・隅角・水晶体といった前眼部の状態を，眼に触れることな
く短時間で検査することができる（▶図 4-16）。

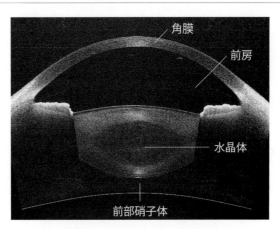

角膜から前房，水晶体，前部硝子体までの断面図が示されている。

▶図 4-16　前眼部三次元画像解析

⑧眼底検査

　検眼鏡によって眼底，すなわち網膜・脈絡膜・視神経乳頭を観察する方法で，眼底からの反射光を観察する倒像検査と，患者の眼底を直接観察する直像検査がある。眼底検査は暗室内で行う。

倒像検査▶　倒像検眼鏡と凸レンズを用い，検眼鏡の光を瞳孔にあて，眼底から反射してくる光を凸レンズで集光して観察する（▶図 4-17-a）。眼底は上下左右が逆に見える。倒像検査では眼底像の拡大率は小さいが，広い範囲を観察できる。凸レンズは，通常＋14D，眼底周辺部の観察では＋20D のものを用いる。両眼で立体的に眼底を観察できる立体双眼倒像鏡を用いる方法もある（▶図 4-17-b）。

直像検査▶　直像検眼鏡を用い，検眼鏡の光を瞳孔にあてて眼底を直接観察する（▶図 4-17-c）。直像検査では見える範囲は狭いが，眼底像は拡大して見える。

散瞳薬▶　眼底検査を精密に行うには，ふつうの大きさの瞳孔では困難なことが少なくない。そのため，散瞳薬を点眼して瞳孔を大きくし，検査する。

　散瞳薬としては，トロピカミド配合剤（ミドリン®P など）またはフェニレフリン塩酸塩（ネオシネジンコーワ）が用いられる。散瞳薬は，閉塞隅角（▶112 ページ）の患者に使用すると急性発作をおこす危険があるので，注意しなければならない。

⑨眼底画像診断

眼底写真撮影▶　眼底所見を記録するために，眼底カメラを用いて，眼底をカラー撮影する（▶図 4-18-a，眼底写真は▶16 ページ，図 2-3）。手持ちの眼底カメラを用いると，患者が寝た状態でも撮影できる（▶図 4-18-b）。

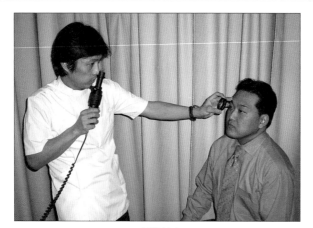

a. 倒像検査

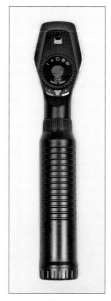

c. 直像検眼鏡

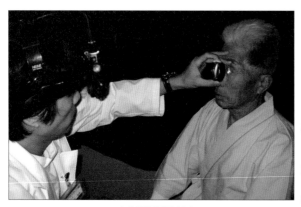

b. 立体双眼倒像検査

a. 検眼鏡の光を瞳孔にあて，眼底から反
　射する光を凸レンズで集光して観察し
　ている。
b. a と同じ原理で，検者が両眼で立体的
　に観察できる方法。
c. 直像検査で用いる。これを使用し，患
　者の眼底を直接観察する。

▶図 4-17　眼底検査

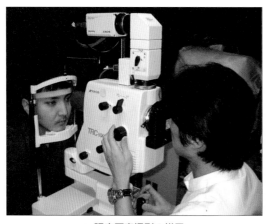

a. 眼底写真撮影の様子

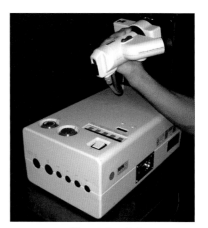

b. 手持ち眼底写真装置

▶図 4-18　眼底写真撮影

超広角眼底撮影▶　撮影角度が30〜45°であった従来の眼底カメラに比べ，約200°という非常に広い範囲での眼底撮影を無散瞳で行うことができる。眼底全体の80%を一度で撮影できる(▶図4-19)。

フルオレセイン▶
蛍光眼底造影　蛍光色素であるフルオレセインナトリウムを静脈内注射して，眼底にあらわれてくる蛍光を撮影する方法である(▶図4-20)。眼底疾患の診断や眼内循環動態の検査に用いられる。

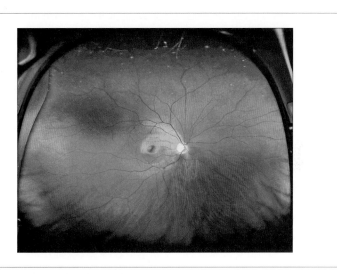

▶図4-19　超広角眼底撮影(正常眼)

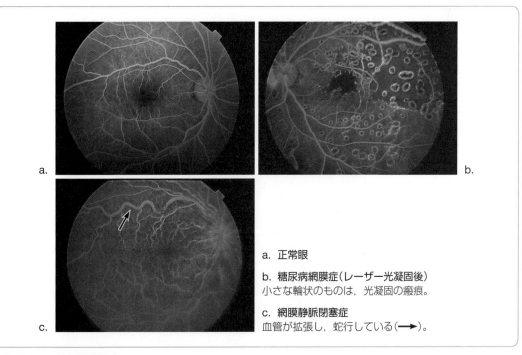

a. 正常眼

b. 糖尿病網膜症(レーザー光凝固後)
小さな輪状のものは，光凝固の瘢痕。

c. 網膜静脈閉塞症
血管が拡張し，蛇行している(━━▶)。

▶図4-20　蛍光眼底写真

インドシアニング▶
リーン蛍光眼底造影　　肝機能検査などでも使用する緑色の色素であるインドシアニングリーンを静脈内注射し，網膜の深い層や脈絡膜の状態を検査する方法である。加齢黄斑変性(▶104ページ)における脈絡膜新生血管の検出に有用である。

光干渉断層計▶　　光干渉断層計 optical coherence tomography(OCT)は，眼底の断面を切片状に画像化する装置である(▶図4-21)。黄斑浮腫，黄斑円孔(眼底写真は▶105ページ，図5-42)，剝離，黄斑上膜(▶105ページ，図5-43)，新生血管などの形態を非常に詳細にとらえられるため，臨床的有用性はきわめて高い。

光干渉断層血管撮影▶　　光干渉断層血管撮影(optical coherence tomography angiography；OCTアンギオグラフィ)は，造影剤を使用しないで，眼底の血流状態を検査する方法である。非侵襲・短時間での検査が可能で，造影剤によるショックやアレルギーの危険性がないため，患者の負担が軽い。血管の閉塞や新生血管を描出することができる(▶図4-22)。

⑩ 眼圧検査

圧平眼圧計▶　　角膜の上に一定の面積の平面を生じるのに必要な圧力を測定する。ゴールドマン圧平眼圧計(アプラネーション・トノメータ)を細隙灯顕微鏡に取り付けて検査する。点眼麻酔を行ってから，フルオレセインナトリウムを点眼し，眼圧計を角膜にあてて測定する(▶図4-23-a)。

空気眼圧計▶　　空気を噴射して角膜を圧平し，圧平に要する時間から眼圧を測定する。眼球

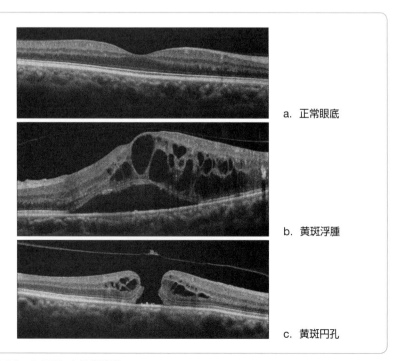

a. 正常眼底

b. 黄斑浮腫

c. 黄斑円孔

▶図4-21　OCTによる眼底像

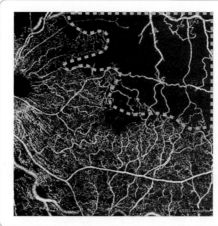

網膜静脈閉塞症の眼底写真。点線で囲われた黒い部分は血管が閉塞している箇所。

▶図 4-22　OCT アンギオグラフィによる眼底写真

に直接接触せずに眼圧を測定できるので，非接触眼圧計(ノンコンタクト・トノメータ)ともいう(▶図 4-23-b)。

その他の眼圧検査▶ [1] **トノペン XL**　手持ちの電気式圧平眼圧計。点眼麻酔をして測定する。体位に関係なく測定可能である(▶図 4-23-c)。

[2] **アイケア PRO**　手持ち眼圧計。測定時に角膜に触れるが，接触が一瞬であるため点眼麻酔が不要である。体位によらず測定が可能である(▶図 4-23-d)。

[3] **触診法**　患者に下方を向かせて，上眼瞼の上から両示指で軽く圧を加え，このときの抵抗で眼圧を推定する。この方法では正確な眼圧はわからない。

⑪ 隅角検査

隅角が広いか狭いかによって，緑内障の治療方法は異なる(▶112 ページ)。隅角検査では，点眼麻酔をしてから，隅角鏡を角膜の上にのせて観察する。隅角鏡には，座位で細隙灯顕微鏡(▶46 ページ，図 4-15)と一緒に用いるものと，仰臥位で用いるものとがある。

⑫ 瞳孔検査

瞳孔の形・大きさと対光反応・近見反応を検査する(▶14 ページ)。瞳孔の大きさはハーブ瞳孔計で測定する(▶図 4-24)。

⑬ 眼球突出検査

眼球突出の程度はヘルテル眼球突出計で測定する(▶図 4-25)。正常の眼球突出度は 11〜16 mm，平均 13 mm である。

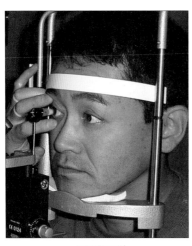
a. 圧平眼圧計

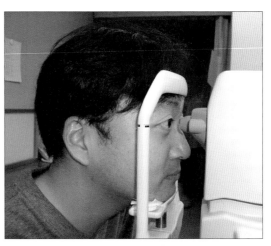
b. 空気眼圧計

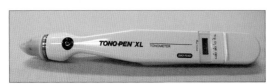
c. トノペン XL

眼圧検査には，角膜に直接あてる眼圧計(a，c，d)や直接あてない眼圧計(b)など，さまざまな種類の眼圧計が用いられる(▶148 ページ)。

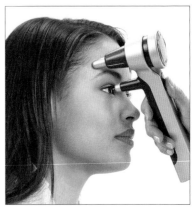
d. アイケア PRO

(写真提供：株式会社エムイーテクニカ)

▶図 4-23　眼圧検査

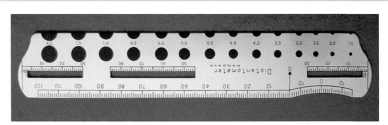

患者の瞳孔の大きさと黒丸の大きさを比べ，一番近い穴のところに示された数値を瞳孔径とする。

▶図 4-24　ハーブ瞳孔計

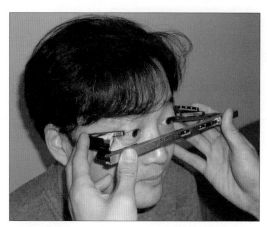

眼球突出度は，角膜の頂点から眼窩外縁までの長さをはかることにより測定する。

▶図 4-25　ヘルテル眼球突出計

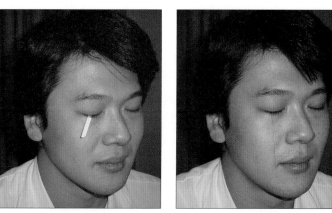

a. シルマー法　　　　　　　　b. 綿糸法
どちらの方法も涙液のしみ込んだ長さを測定する。

▶図 4-26　涙液分泌検査

⑭ 涙液分泌検査

シルマー法 ▶　涙液分泌の程度は，試験紙の端を下眼瞼にはさむシルマー法で検査する。試
験紙には濾紙が用いられ，5分間に涙液がしみ込んだ部分の長さを測定する
（▶図 4-26-a）。基準値は 10〜15 mm で，5 mm 以下が異常となる。

綿糸法 ▶　綿糸を下眼瞼にはさみ，結膜囊内の貯留涙液量を測定する（▶図 4-26-b）。

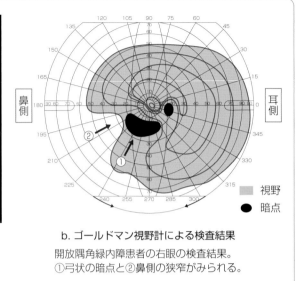

a. ゴールドマン視野計

b. ゴールドマン視野計による検査結果

開放隅角緑内障患者の右眼の検査結果。
①弓状の暗点と②鼻側の狭窄がみられる。

■視野

●暗点

▶図 4-27　動的視野検査

⑮ 視野検査

顎台に顎をのせ患者の頭部を固定し，一眼に眼帯をして視野計中央の固視目標を注視させる。視標が見えたら合図をさせ，その部位を視野用紙に記載する。

動的視野検査▶　視標を動かして見える範囲を測定する検査で，ゴールドマン視野計を用いる。視標は大きな明るいものから，小さな明るいもの，小さな暗いものの順にかえて検査する。視野全体の測定に適した検査である（▶図4-27）。

静的視野検査▶　視標を動かさず明るさをかえて見える範囲を測定する検査で，自動視野計を用いる（▶図4-28）。中心視野の測定に適しており，緑内障の視野欠損（暗点）の検出にすぐれる。

その他の視野検査▶　[1]**河本式中心暗点表**　紙に印刷された視標を患者に見せて検査する方法で，中心暗点の有無を簡単に知ることができる。

　[2]**対座法**　患者と検者が約1mの距離で相対し，向き合った眼で互いに注視し合い，他眼はそれぞれ閉じて，周辺から視標（検者の指など）を動かして視野の広さを比較する。ごく簡単に視野の異常をみる方法である。

⑯ 色覚検査

色覚検査表▶　色覚検査表は，正常者には区別できるが色覚異常者には区別しにくいような色を使って，数字・文字・図形を描いたものである。異常者を検出する検出表と，異常の種類の区別に用いる分類表，異常の程度を知るのに用いる程度表がある。色覚検査表には石原色覚検査表，SPP標準色覚検査表などがある（▶図

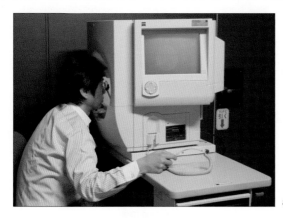

a. 自動視野計

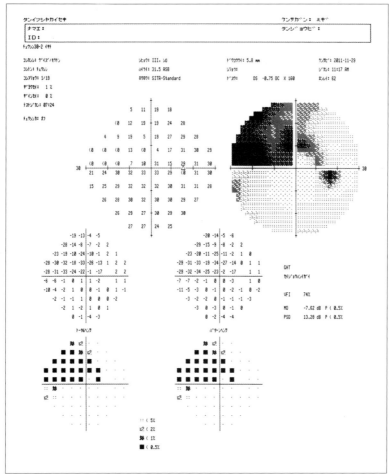

b. 静的視野検査の結果例

開放隅角緑内障患者の静的視野。

▶図 4-28　静的視野検査

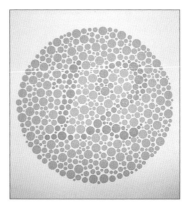

a. 色覚検査表
色覚の異常を検出する検出表。いくつかの種類があるが，写真は石原色覚検査表。

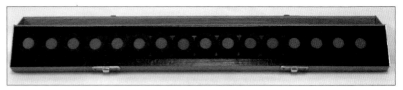

b. 色相配列検査
パネル D-15 検査で用いる器具。少しずつ色の違うカラーキャップを似ている順に並べさせて検査する。

▶図 4-29　色覚検査

4-29-a)。石原色覚検査表は自然光の明るい室内で，75 cm の距離で，3 秒以内に答えさせる。

アノマロスコープ▶　色覚異常の種類と程度を判定するのに用いられる検査器である。すでに色覚異常が判明している患者の検査に使用し，色覚異常の型や程度を正確に診断する。

色相配列検査▶　少しずつ異なる色がいくつかあり，それを似ている順番に並べさせる検査で，パネル D-15 検査（▶図 4-29-b）などがある。色覚異常の程度を判定する。

⑰ 調節力検査

　　視標をしだいに近づけたとき，はっきり見える最も近い距離（近点距離）をアコモドメータで測定する（▶図 4-30）。正視の場合，調節力 = 100/ 近点距離（cm）となる。たとえば，近点距離が 20 cm であったとすると，調節力は 100/20 = 5D である。

⑱ 眼位検査

　　遮閉試験▶　両眼で目標を見させて，片眼を遮閉し，次に遮閉をとったときの眼の動きを

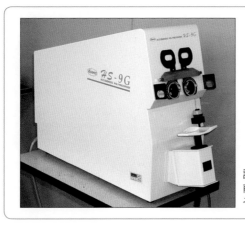

調節力検査に用いる器械。患者は手前の台に顎をのせ，レンズ部分をのぞく。

▶図 4-30　アコモドメータ

みる。**おおい試験**または**カバーテスト**ともいう。眼が動かなければ正位であり，視線がずれれば両眼の視線が正しく目標に向かない斜位（▶82 ページ），あるいは斜位の状態に両眼視の異常が加わった斜視（▶80 ページ）である。この検査は，両眼とも視力のよいことが前提であり，視力が不良で中心固視ができない場合は信頼性が低くなる。

正切尺とマドッ▶
クス杆による検査　　正切尺（正切スカラ）は中央に豆ランプのついた十字型の板で，検査距離 5 m 用の大きな数字と，1 m 用の小さな数字の目盛りがついている（▶図 4-31-a）。斜位は 5 m 用，斜視は 1 m 用で検査する。斜位の検査は，一眼にマドックス杆をかけて行う（▶図 4-31-b）。

斜視角の検査▶　　斜視の程度は角度であらわし，これを**斜視角**という。斜視角は大型弱視鏡（シノプトフォアなど）またはプリズムで検査する（▶図 4-31-c）。乳幼児では大型弱視鏡やプリズム検査がむずかしいため，検眼鏡の光を見せて，その角膜反射の位置からおおよその斜視角を判定する。

⑲ 眼球運動・輻湊・複視の検査

　　眼筋麻痺がおこると，眼球運動が障害されるために眼球が偏位し，自覚的に複視（▶31 ページ）を訴える。**眼球偏位**とは，左右両方の視線が正しく視標に向かっていない状態をいう。眼球偏位が高度の場合は肉眼でもわかるが，軽度の場合は遮閉試験により判明する。定量的には，**大型弱視鏡**（▶図 4-32-a）や**ヘス赤緑試験**（▶図 4-33）で検査する。

　　眼球運動障害は，眼球を左右・上下・斜めの 8 方向に動かして検査する。

　　輻湊（▶25 ページ）の検査は，患者に眼の前の視標を両眼で見るように指示して，鼻のほうへ近づけてみる方法で行う。

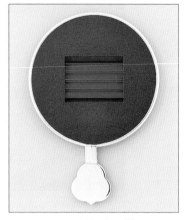

a. 正切尺
眼位検査に使用。患者と正切尺の距離が5m
のときは大きい数字，1mのときは小さい数
字を使用する。

b. マドックス杆
正切尺とあわせて眼位検査に使用。
片眼にかけて光を見ると，赤色の線
が見える。

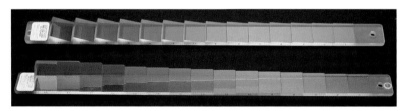

c. プリズム
斜視角の検査に使用する。左へいくにしたがって度の強いプリズム。検査眼の前にプ
リズムを置き，他方の眼はおおって検査する。おおいをとったときに検査眼が動かな
くなるプリズムをみつけ，そのプリズムの角度で斜視の度合をはかる。

▶図 4-31　眼位検査

⑳ 両眼視機能検査

　　両眼で受け入れた情報を1つにまとめる機能である**両眼視**は，大型弱視鏡
などで検査する（▶図4-32-a）。物体を立体的に見る**立体視**は，ステレオテスト
（フライテスト）などで検査する（▶図4-32-b）。

㉑ ERG 検査

　　ERG（**網膜電図** electroretinogram）**検査**は，網膜に光を照射したときの電気的
な変化を記録して，網膜の機能をみる検査である（▶図4-34）。
　　暗室内で，散瞳したうえで点眼麻酔を行い，角膜上にコンタクトレンズをの
せて検査する。網膜疾患の診断のほか，白内障や角膜混濁で眼底が見えないと
きに，網膜の状態を知って手術の適応を決めるのに用いる。

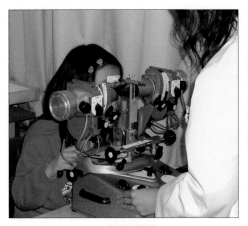 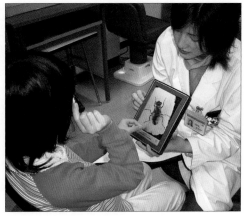

a. 大型弱視鏡
両眼視機能検査などに使用。なかにいろいろな図形のスライドを入れ，その見え方を検査する。

b. ステレオテスト
立体視の検査。偏光眼鏡を通して写真を見せると，正常な場合は羽が浮き出して見える。羽をつかむよう指示し，写真より手前の空間をつかもうとすれば，正常と判断する。

▶図 4-32　両眼視機能検査

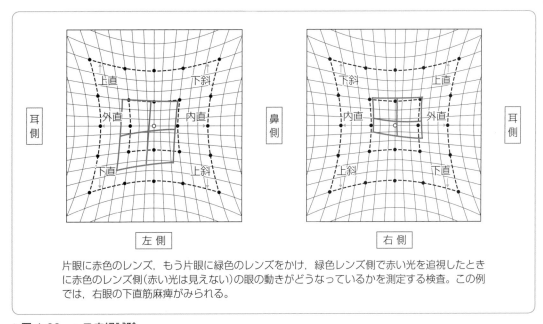

片眼に赤色のレンズ，もう片眼に緑色のレンズをかけ，緑色レンズ側で赤い光を追視したときに赤色のレンズ側（赤い光は見えない）の眼の動きがどうなっているかを測定する検査。この例では，右眼の下直筋麻痺がみられる。

▶図 4-33　ヘス赤緑試験

㉒ 超音波検査

超音波を利用した検査で，透光体の混濁があって眼底が直接見えない場合に眼内の疾患（腫瘍・網膜剝離など）の有無を調べたり，眼窩腫瘍のときのように

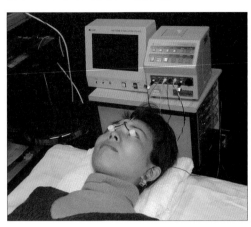

網膜に光を照射し，その電気的変化を記録して網膜の機能をみる検査。

▶図 4-34　ERG（網膜電図）検査

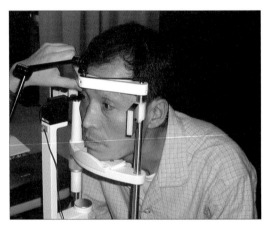

超音波による眼軸長測定の様子。眼内レンズの度を決定するときなどに行う。

▶図 4-35　超音波検査

眼球後方に病変がある場合の補助診断として行われる（Bモード）。また，白内障手術で用いる眼内レンズの度数を決定する際の，眼軸長の測定に用いる（Aモード，▶図 4-35）。

㉓ 放射線診断

X線撮影▶　眼窩・視神経管・頭部のX線撮影は，眼球内異物，眼窩の骨折・腫瘍，視神経管骨折，頭蓋内腫瘍などの診断に用いられる。単純撮影・断層撮影・血管造影・涙道造影がある。

CTとMRI ▶ 眼窩・頭部の**コンピュータ断層撮影（CT）**と**磁気共鳴画像（MRI）**は，眼球内
腫瘍・眼窩腫瘍・眼球突出・頭蓋内疾患などの診断に用いられる。

C 治療

① 点眼法

点眼には，点眼液を点眼することと，眼軟膏を点入することが含まれる。

点眼は座位または仰臥位で行う。術者はふき綿を持ち，下眼瞼を軽く下に引
いて，点眼液を1滴点眼し，あふれた液をふき綿でふく（▶図4-36-a）。アトロ
ピン硫酸塩水和物のような全身作用のある点眼液を乳幼児に用いるときは，点
眼後に涙囊部を圧迫し，全身への吸収が少なくなるようにする。

眼軟膏は硝子棒の先端にアズキ大の量を塗りつけ，下眼瞼を下に引いて，
そこに硝子棒を水平に動かして入れる（▶図4-36-b）。

おもな点眼薬の種類をまとめると，**表4-1**のようになる。

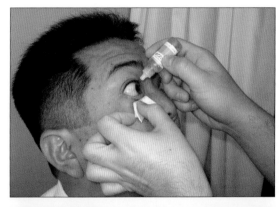

a. 点眼液の点眼
片手でふき綿を持ちながら下眼瞼を軽く下に引き，
逆の手で点眼する。

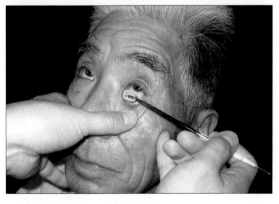

b. 眼軟膏の点入
片手で下眼瞼を軽く下に引き，逆の手で硝子棒の
先にとった軟膏を入れる。このとき，硝子棒は水
平に動かすようにする。

▶図4-36　点眼法

▶表 4-1　おもな点眼薬と使用目的

薬剤	薬品名(商品名)	使用目的
散瞳薬	アトロピン硫酸塩水和物(リュウアト®)	虹彩毛様体炎の治療，小児の屈折検査
	トロピカミド配合剤(ミドリン®P) フェニレフリン塩酸塩(ネオシネジン)	眼底検査，内眼手術の前後
調節麻痺薬	シクロペントラート塩酸塩(サイプレジン®)	屈折検査
縮瞳薬	ピロカルピン塩酸塩(サンピロ®)	緑内障の治療
麻酔薬	リドカイン塩酸塩(キシロカイン®) オキシブプロカイン塩酸塩(ベノキシール®)	手術・検査のための麻酔
血管収縮薬	アドレナリン(ボスミン®) ナファゾリン硝酸塩(眼科用プリビナ®)	充血の軽減，出血減少
抗菌薬	〈βラクタム系〉 　セフメノキシム塩酸塩(ベストロン®) 〈アミノグリコシド系〉 　ジベカシン硫酸塩(パニマイシン®) 　トブラマイシン(トブラシン®) 〈キノロン系〉 　レボフロキサシン水和物(クラビット®) 　ノルフロキサシン(ノフロ) 　ガチフロキサシン水和物(ガチフロ®)	感染症の治療，手術後の感染予防
抗ウイルス薬	アシクロビル(ゾビラックス®)	角膜ヘルペスの治療
抗真菌薬	ピマリシン	真菌症の治療
眼圧降下薬	〈β遮断薬〉 　チモロールマレイン酸塩(チモプトール®) 　カルテオロール塩酸塩(ミケラン®) 〈プロスタグランジン〉 　ラタノプロスト(キサラタン®) 〈炭酸脱水酵素阻害薬〉 　ドルゾラミド塩酸塩(トルソプト®) 〈交感神経刺激薬〉 　ジピベフリン塩酸塩(ピバレフリン®) 〈α遮断薬〉 　ブナゾシン塩酸塩(デタントール®) 〈αβ遮断薬〉 　ニプラジロール(ハイパジール®) 〈配合剤〉 　ラタノプロスト＋チモロールマレイン酸塩(ザラカム®) 〈α_2 作動薬〉 　ブリモニジン(アイファガン®) 〈ROCK 阻害薬〉 　リパスジル(グラナテック®)	緑内障の治療
副腎皮質ステロイド薬	デキサメタゾン(デカドロン) ベタメタゾン(リンデロン®) フルオロメトロン(フルメトロン®)	炎症疾患，アレルギー性疾患の治療
非ステロイド性消炎薬	ジクロフェナクナトリウム(ジクロード®) ブロムフェナクナトリウム水和物(ブロナック®)	抗術後炎症
	プラノプロフェン(ニフラン®)	アレルギー性結膜炎の治療
抗アレルギー薬	トラニラスト(リザベン®) レボカバスチン塩酸塩(リボスチン®) シクロスポリン(パピロック®ミニ) タクロリムス水和物(タリムス®)	アレルギー性結膜炎の治療
角膜治療薬	ヒアルロン酸ナトリウム(ヒアレイン®) コンドロイチン硫酸ナトリウム(アイドロイチン®，ムコロイド®)	角膜疾患の治療
ドライアイ治療薬	ジクアホソルナトリウム(ジクアス®) レバミピド(ムコスタ®)	ドライアイの治療
ビタミン薬	ビタミン B_{12}(サンコバ®)	眼精疲労
白内障治療薬	ピレノキシン(カタリン®，カリーユニ®) グルタチオン(タチオン®)	白内障の進行防止

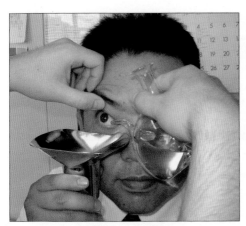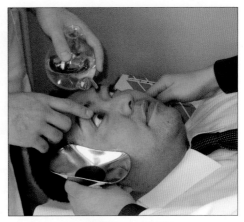

a. 座位による洗眼法
患者が受水器を持ち，頬部にあてて洗眼する。

b. 仰臥位による洗眼法
介助者が患者の側頬部に受水器をあてて洗眼する。

▶図 4-37　洗眼法

② 洗眼法

　　洗眼は，薬品や多量の砂などが眼に入った場合，また大量の眼脂のために眼が開けられない場合，手術のために消毒する場合などに行われる。

　　洗眼法は，座位のときには頬部に，仰臥位のときには側頬部に受水器をあて，まず瞼裂を開いて洗眼し，ついで上下眼瞼を反転して洗眼する（▶図 4-37）。洗眼後は，ふき綿で眼瞼をふいてから受水器を取り除く。受水器は通常，座位では患者，仰臥位では介助者が持つ。

③ 眼帯

　　眼を保護し，清潔に保つために，眼帯を用いる。ガーゼで患眼をおおい，ひも付きの眼帯で支える場合と（▶図 4-38-a），外力から保護するために金属製（▶図 4-38-b）あるいはプラスチック製のかたい透明眼帯（▶図 4-38-c）で保護する場合がある。

　　眼瞼手術のあとに出血を抑えるためや，緑内障手術後に前房形成をはかる目的で，圧迫眼帯を行うこともある。その場合は，ガーゼを強く押しあてる。

④ 注射

　　眼科では，他科で行われているのと同じような静脈内注射のほか，眼局所に直接行う注射がある。

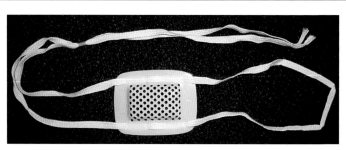

a. ひも付き眼帯

b. 金属製眼帯　　　　c. プラスティック製透明眼帯

▶図 4-38　眼帯

結膜下注射・▶
テノン囊下注射
結膜下あるいはテノン囊下に注射することによって，薬剤を眼球内に十分に移行させる方法である。点眼麻酔を行ってから，仰臥位または座位で，結膜下あるいはテノン囊下に注射する（▶図 4-39）。薬剤としては，感染症に対する抗菌薬や，炎症や黄斑浮腫に対する副腎皮質ステロイド薬などが用いられる。

眼内注射▶
（硝子体内注射）
硝子体内に薬剤を注射投与する方法である（▶図 4-40）。感染症に対して抗菌薬，加齢黄斑変性や糖尿病黄斑浮腫などに対して抗 VEGF[1] 薬が用いられる。

球後注射▶
球後注射針を用いて眼球後部の眼窩内に注射する方法である。治療としてよりも，手術のときに，球後麻酔としてしばしば用いられる（▶図 4-41）。

⑤ 涙囊洗浄・涙管ブジー

涙囊洗浄▶
涙囊炎のときに涙囊内の膿・粘液を排出させたり，鼻涙管の通過障害の有無をみるために行われる。仰臥位または座位で点眼麻酔を行ってから，生理食塩水を入れた注射器に涙囊洗浄針をつけ，涙点から涙小管に注入して洗浄する（▶図 4-42，43）。

この結果，涙囊内に膿・粘液があるときには排出される。鼻涙管に通過障害があれば，涙点から逆流した洗浄液が排出され，鼻涙管に通過障害がなければ，

1）VEGF：血管内皮増殖因子 vascular endothelial growth factor の略。

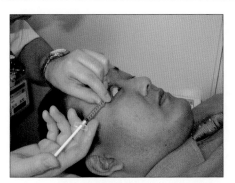

結膜下注射の様子。点眼麻酔後に仰臥位か座位で行う。

▶図 4-39　結膜下注射

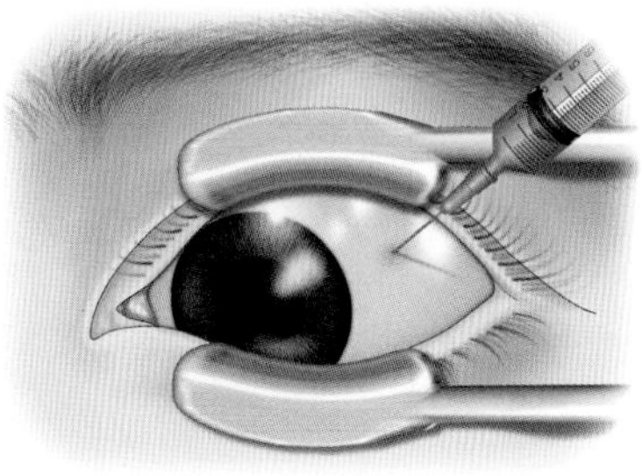

硝子体中に薬剤を投与する。

▶図 4-40　眼内注射

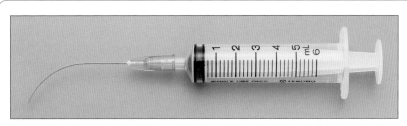

球後麻酔の際に用いられる。球後に届くよう，針は大きくカーブしている。

▶図 4-41　球後注射針

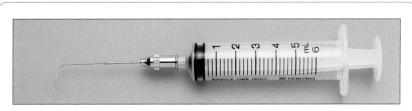

涙嚢洗浄時に使用。針の先端が球後注射針（▶図 4-41）よりも急に曲がっている。

▶図 4-42　涙嚢洗浄針（曲針）

　　　　洗浄液は口腔内に流れ出る。涙嚢炎があるときは，涙嚢洗浄後，抗菌薬を涙嚢
　　　　内に注入することもある。

涙管ブジー▶　鼻涙管の通過障害改善を目的に行われる。仰臥位で，点眼麻酔後，涙管ブ
　　　　ジーを涙点から涙小管・涙嚢・鼻涙管を通して鼻腔まで挿入する（▶図 4-44）。
　　　　涙道内視鏡が用いられることもある。

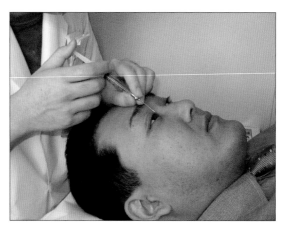

涙嚢洗浄針を涙点から涙小管に挿入し，生理食塩水を注入して洗浄する。

▶図 4-43　涙嚢洗浄

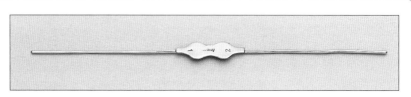

点眼麻酔後，涙点から挿入し鼻腔まで通す。鼻涙管の通過障害改善の目的で行われる。

▶図 4-44　涙管ブジー

⑥ 光凝固

　レーザー光線（アルゴンレーザー・クリプトンレーザー・ダイレーザー）を，これを吸収する組織に照射し，その部分に発生する熱で，組織の凝固をおこさせて治療する方法である（▶図 4-45）。網膜裂孔・中心性漿液性網脈絡膜症・網膜静脈閉塞症・糖尿病網膜症・脈絡膜腫瘍・網膜腫瘍・未熟児網膜症・緑内障がその適応になる。

　光線力学療法 photodynamic therapy（PDT）は，光感受性物質を新生血管に集積させ，レーザー光線を照射することにより，新生血管のみを凝固する方法である。加齢黄斑変性の治療として行われる。

　レーザー光線の熱作用ではなく，衝撃作用によってかたい膜を切開する治療法として YAG[1] レーザーがあり，とくに白内障手術後の後発白内障の治療に用いられる（▶110 ページ，図 5-47）。

1）yttrium aluminum garnet の略。ヤグと読む。

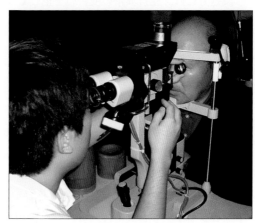

レーザー光線の熱作用によって組織を凝固させる治療法。

▶図 4-45　レーザー光凝固

⑦ 冷凍凝固

組織を冷凍し，凝固させて治療する方法である。網膜剝離・緑内障・脈絡膜腫瘍・網膜腫瘍・結膜腫瘍・眼瞼腫瘍などがその適応となる。

⑧ 屈折矯正

屈折異常があると，網膜に鮮明な像を結ばない。そのため，ぼやけて見えるだけでなく，はっきり見ようとして調節するため眼が疲れることになる。また，調節と輻湊の均衡が保てなくなって斜視になることもある。

屈折異常があるときは，屈折度に相当するレンズをかければ，網膜に鮮明な像が結ばれて正視と同じ状態になり，物体をはっきり見ることができるほか，調節と輻湊の均衡を保つことができる。これを**屈折矯正**といい，眼鏡またはコンタクトレンズによって矯正する(▶74 ページ，図 5-1)。

1 眼鏡

眼鏡には，**矯正眼鏡**と**保護眼鏡**とがある。矯正眼鏡は近視・遠視・乱視の屈折矯正のほか，老視の矯正に用いられる。保護眼鏡は眼を保護する眼鏡であり，紫外線・赤外線など眼に有害な光線をさえぎる(遮光眼鏡)目的で，あるいは異物が飛び込むのを防ぐ目的で用いられる。

レンズの種類 ▶ 　眼鏡レンズには球面レンズ(凸レンズ・凹レンズ)，円柱レンズ，単焦点レンズと遠近両用レンズ(二重焦点レンズ，累進屈折レンズ)がある(▶42 ページ，図 4-8)。眼鏡の処方にあたっては，レンズの度と瞳孔距離を測定する。小児の眼

鏡処方には，屈折異常の度合いを正しくはかるため，調節麻痺薬の点眼による屈折検査が必要である。

2 コンタクトレンズ

合成高分子でできた小さいレンズで，眼球に直接装着させて用いる。コンタクトレンズは，不正乱視・不等像視・片眼無水晶体・円錐角膜・強度近視に適用されるが，実際には眼鏡を装用したくない者が美容上用いていることが多い。遠近両用コンタクトレンズ（二重焦点レンズ）も利用可能である。

コンタクトレンズ▶
の種類

コンタクトレンズには，材質がかたく吸水性のない**ハードコンタクトレンズ**と，材質がやわらかく吸水性のある**ソフトコンタクトレンズ**がある。

ソフトコンタクトレンズは異物感が少ないが，汚染しやすく，消毒が必要である。ソフトコンタクトレンズは屈折矯正のほか，吸水性を利用して，角膜の保護や薬液を持続的に吸収させるときにも用いる。

ディスポーザブル▶
コンタクトレンズ

使い捨ての**ディスポーザブルソフトコンタクトレンズ**には，毎日交換・1週間連続装用・2週間で使い捨てなどのタイプがある。経済的にはやや高価となるが，よごれが蓄積しにくく，感染症などの合併症が少ないという利点がある。

コンタクトレンズの検査は屈折検査を行ってから，ケラトメータ（▶43ページ）で角膜曲率半径を測定し，試験用のトライアルレンズをはめてみて，適当なカーブと屈折度をもったコンタクトレンズを処方する。

3 屈折矯正手術

手術的に屈折異常を矯正する方法である。**エキシマレーザー**を用いた方法が比較的多く行われていて，角膜の表面を削って屈折度を変化させる**レーザー屈折矯正角膜切除術（PRK**[1]**）**，角膜を一部切開してフラップという状態をつくり，その下を削る**レーザー角膜内削形成術（LASIK**[2]**）**という手術がある（▶図4-46）。**放射状角膜切開術（RK**[3]**）**というメスで角膜に数本の切れ込みを入れる方法もあるが，最近はあまり行われない。

その他，強度の近視に対しては，水晶体を摘出しないで眼内レンズを挿入する方法が行われることもある。

1）PRK：photorefractive keratectomy の略。
2）LASIK：laser *in situ* keratomileusis の略。レーシックと読むことが多い。
3）RK：radial keratotomy の略。

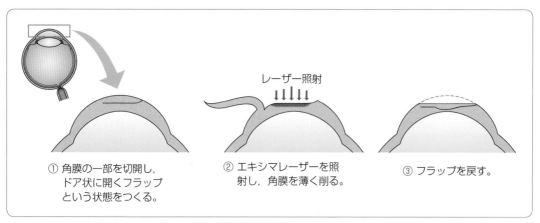

① 角膜の一部を切開し，ドア状に開くフラップという状態をつくる。

レーザー照射

② エキシマレーザーを照射し，角膜を薄く削る。

③ フラップを戻す。

▶図4-46　レーザー角膜内削形成術（LASIK）

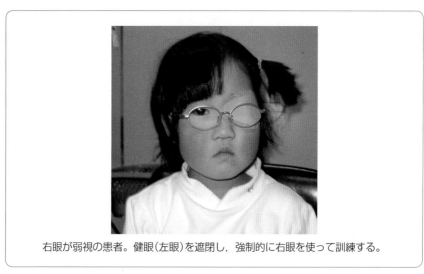

右眼が弱視の患者。健眼（左眼）を遮閉し，強制的に右眼を使って訓練する。

▶図4-47　遮閉法による弱視機能訓練

⑨ 視能矯正

　　　視能矯正とは，手術または屈折矯正以外の方法で，弱視・斜視を治療する方法のことで，診断のための検査も含まれる。視能訓練士は視能矯正に携わる職種である。視能矯正には，弱視視能矯正と斜視視能矯正とがある。

弱視視能矯正 ▶　弱視の視力を向上させる訓練法で，屈折矯正を行ったあと，健眼を遮閉して弱視眼の使用を強制する遮閉法がおもに行われる（▶図4-47）。

斜視視能矯正 ▶　斜視の手術によって眼位を矯正しても両眼視ができない場合があり，これに対して行う両眼視のための訓練法で，大型弱視鏡（▶59ページ，図4-32-a）などを用いて行われる。

弱視眼鏡 ▶　弱視眼鏡は文字や外界を拡大するレンズ類の総称で，弱視レンズともいう。屈折矯正によるだけでは十分な視力が得られず，教科書や黒板の文字が見えな

い場合や，新聞や書物の字が読めない場合に装用される。

　弱視眼鏡はふつうの眼鏡とは違って，視力がよくなる(屈折矯正をする)わけではなく，網膜にうつる像を大きくするものであるため，大きい文字は読めるが，小さい文字は読めないという場合に装用する。したがって，大きい文字も読めない者が読めるようになるわけではなく，また視力が低くても小さい文字が読める者には必要がない。弱視眼鏡は視覚障害者の補装具として用いられる。

⑩ 義眼

　義眼（ぎがん）は合成高分子でできている眼球の形をしたものである(▶図4-48)。

　眼球を摘出したあとや，眼球が萎縮（いしゅく）して小さい場合に，本人が劣等感をもったり，他人に与える印象を気にしたりすることのないように，外見を整えるために装用される。また，眼球がないときに結膜・眼瞼・眼窩の正常な形態を保ったり，小児では眼窩の発育を促したりするためにも，義眼の装用が必要である。

　義眼には，ふつうの義眼のほか，コンタクト義眼・可動性義眼・外装義眼がある。コンタクト義眼はコンタクトレンズのように薄く，ある程度以上大きい眼球があるときに用いる。可動性義眼は眼球の摘出のときに，義眼台を入れて外眼筋と連絡させ，義眼を動くようにしたものである。外装義眼は眼球のほか，眼瞼もついているものである。

　義眼は，1日1回取り出して洗うようにする。

⑪ 麻酔

局所麻酔▶　手術の種類によって，局所麻酔の方法が選択される。

　[1] **点眼麻酔**　点眼麻酔薬を点眼する。2〜3分間隔で点眼して，しみなく

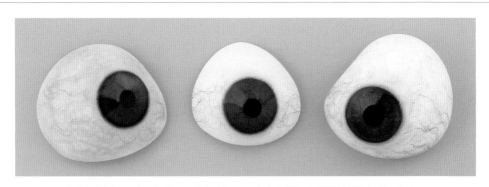

合成高分子でできている。このほかにコンタクト義眼や可動性義眼などもある。

▶図4-48　義眼

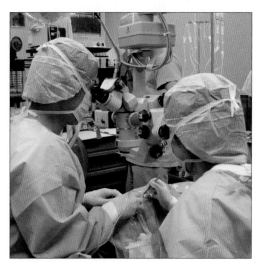

手術用顕微鏡を使用して手術を行っている様子。

▶図 4-49　顕微鏡手術

なったら点眼麻酔がきいたとみなしてよい。点眼麻酔薬とともに，血管収縮薬を点眼すれば，麻酔の持続時間は長くなる。すべての手術の際に行われる。

　[2] **テノン嚢麻酔**　テノン嚢下あるいはテノン嚢内に麻酔薬を投与する。白内障手術など，内眼手術の際に行われる。

　[3] **球後麻酔**　球後注射針（▶65ページ，図4-41）を用いて，麻酔薬を眼球の後方の眼窩に注射する。内眼手術，および眼球・眼窩の手術の際に行われ，とくに眼球運動を抑制したい場合に用いられる。

　[4] **瞬目麻酔**　角膜移植術のように，強く閉瞼されると危険のある手術の場合に，顔面神経・眼輪筋を麻痺させて閉瞼できないようにするために行う。

　[5] **浸潤麻酔**　結膜・眼瞼・涙器の手術のときに，結膜下あるいは皮下注射で局所を麻酔する。

全身麻酔▶　眼科の手術は局所麻酔で行われるのがふつうであるが，小児の手術，眼窩の手術，あるいは網膜剝離手術などのように，侵襲の大きい内眼手術は全身麻酔で行われることが多い。

⑫ 手術

　眼科にはさまざまな手術があり，とくに精密さを要求される手術が多い。精密な手術を行うために，手術用顕微鏡が用いられる（▶図4-49）。各疾患の手術については第5章で述べる。

ゼミナール
復習と課題

❶ 視力検査の方法を述べ，視力障害をきたす疾患をあげなさい。

❷ 主要な点眼薬の種類と適応をまとめなさい。

❸ 眼底検査法にはどのようなものがあるか述べなさい。

❹ 屈折異常の矯正法をまとめなさい。

❺ 視能矯正法にはどのようなものがあるか述べなさい。

眼

▼

第5章

5

疾患の理解

本章で学ぶこと
- □眼科領域でみられるおもな疾患について，機能の障害と部位別の障害に大きく分けて体系的に学ぶ。
- □それぞれの疾患について，第2章〜第4章で学んだことを復習しながら，その定義・種類・検査や治療の方法について理解することを目標とする。
- □これらの疾患について学ぶことで，看護実践の基礎となる医学的知識を身につける。

A｜機能の障害

① 屈折の異常

1 近視 myopia

原因▶　近視は，調節を休ませたときに，平行光線が網膜の前方に像を結ぶ屈折状態にあるもので，眼球の前後径，すなわち眼軸が長いか，角膜・水晶体の屈折力が強い場合におこる（▶図5-1-a）。前者を**軸性近視**，後者を**屈折性近視**という。遺伝的な素因によるが，学習・読書などの近い所を見る作業，すなわち近業を過度に行うことが原因とする考えもある。

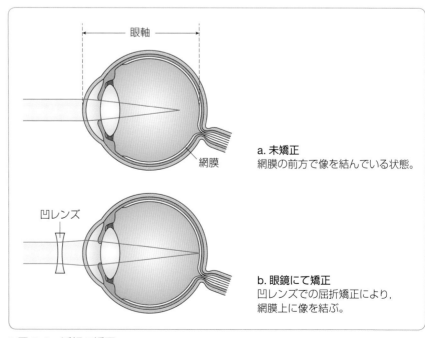

a. 未矯正
網膜の前方で像を結んでいる状態。

b. 眼鏡にて矯正
凹レンズでの屈折矯正により，網膜上に像を結ぶ。

▶図5-1　近視の矯正

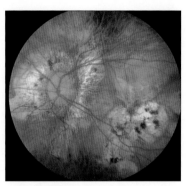

強い病的近視では，眼底に網脈絡膜萎縮などの病変がみられる。
この例では脈絡膜血管が赤く透け，紋理眼底となっている。

▶図5-2　病的近視（網脈絡膜萎縮）

種類▶　[1] **単純近視（良性近視）**　近視の度が比較的軽く，レンズで正常視力まで矯正できるもので，近視の大部分を占める。

　　　　[2] **病的近視（悪性近視）**　近視の度が強く，レンズで正常視力まで矯正できないものである。幼児から発生・進行する。眼底に萎縮(いしゅく)などの変化がみられ，合併症として網膜剥離（▶101ページ）をおこしやすい。

症状▶　(1) 自覚的には，遠方が見えにくい。

　　　　(2) 他覚的には，眼底に紋理(もんり)眼底・コーヌスという近視性変化がみられる。悪性近視では，そのほかに網脈絡膜萎縮がみられる（▶図5-2）。

治療▶　凹レンズの眼鏡・コンタクトレンズを装用させる（▶図5-1-b）。凹レンズは最良の視力を得る最弱度のものが選ばれる（▶42ページ）。

　　　　手術として，エキシマレーザーによるレーザー屈折矯正角膜切除術（PRK）・レーザー角膜内削形成術（LASIK）により角膜の屈折力を弱める方法や，強度近視に対して眼内レンズを挿入する方法を行うこともある（▶110ページ）。術後の合併症として角膜不正乱視，夜間のグレア（まぶしさを感じること），視機能の低下などがおこる可能性があるため，わが国では海外諸国ほど普及していない。

2 遠視 hyperopia

原因▶　調節を休ませたときに，平行光線が網膜の後方に像を結ぶ屈折状態にあるもので，眼軸が短いか，角膜・水晶体の屈折力が弱い場合におこる（▶図5-3-a）。前者を**軸性遠視**，後者を**屈折性遠視**という。遺伝的な素因による。乳幼児は多くが遠視であるが，成長とともに正視あるいは近視方向に変化していく。

症状▶　年齢が若く，また軽度の遠視の場合は自覚症状はない。しかし，軽度でも年齢が進むにしたがって，またある程度以上の遠視になると，症状があらわれてくる。

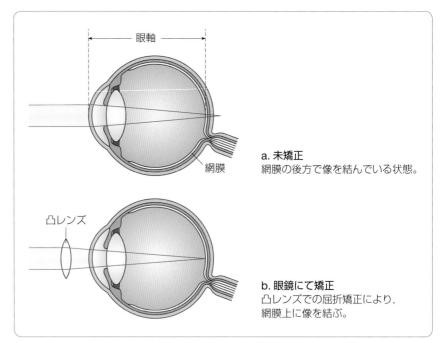

▶図5-3　遠視の矯正

[1] **眼精疲労**　遠視は近い所を見るときはもちろん，遠い所を見るときもつねに調節しないとはっきり見えない。調節の努力をするために眼が疲れる。

[2] **視力障害**　遠視の度が強くなると，調節してもよく見えない。小児では，見えないままにしておくと，視力の発達が停止して弱視になってしまう。軽い遠視の場合は調節すれば見えるが，中年になって調節力が弱くなると視力障害がおこってくる。

[3] **内斜視**　つねに調節していると輻湊が持続するため，内斜視になることがある。これを**調節性内斜視**という。

治療▶　凸レンズの眼鏡・コンタクトレンズを装用させる(▶図5-3-b)。凸レンズは，最良の視力を得る最強度のものが選ばれる(▶42ページ)。調節を休止させることの困難な小児の場合，調節麻痺薬を点眼して調節を休止させたうえで屈折検査を行い，眼鏡を処方する。

3 乱視 astigmatism

原因▶　調節を休ませたときに，平行光線がどこにも像を結ばない屈折状態にあるもので，遺伝的な素因や角膜疾患による(▶19ページ，図2-7-d)。

種類▶[1] **正乱視**　角膜の彎曲度が方向によって違うもので，一般に乱視といえばこれをさす。

[2] **不正乱視**　角膜の表面が凹凸不整になっているもので，角膜疾患によっておこる。

症状▶　年齢が若く，また軽度の乱視では自覚症状がない。しかし，ある程度以上の乱視や，軽度でも年齢が進むにしたがって，症状があらわれてくる。

[1] **視力障害**　遠い所も近い所も見えにくい。

[2] **眼精疲労**　調節をしないとはっきり見えない。調節の努力をするため眼が疲れる。

[3] **単眼複視**　片眼で見ても1つのものが2つに見えることがある。乱視表（▶44ページ，図4-10)を見ると，ある方向の線が濃く，それと直角の方向の線が薄くぼやけて見える。

治療▶　正乱視では円柱レンズの眼鏡(▶42ページ，図4-8)，不正乱視ではコンタクトレンズを装用させる。

② 調節の異常

1 老視 presbyopia

原因▶　中年になって水晶体の弾力性が弱まり，また，毛様体筋の衰えにより，近い所を見るときに必要な調節ができなくなった状態である。

症状▶　近い所がよく見えない。調節力は年齢とともに弱まっていき，年齢によるおおよその調節力は**表5-1**に示すとおりである。42歳の者では，調節力はおよそ3Dで，正視であればその近点距離(はっきり見える一番近い距離，▶56ページ)は，近点距離(cm)＝100/調節力(D)であるから，100/3＝33cmとなり33cmより近い所のものが見えにくくなる。老視の発生年齢は，40〜45歳ごろである。

治療▶　近い所を見るときに，適当な凸レンズの眼鏡を装用することで調節を補う。近視であればその度だけ凹レンズの度を弱める。

2 調節麻痺 accommodative palsy

原因▶　毛様体筋，あるいはこれを支配する動眼神経の麻痺によっておこる。これらの麻痺は，調節麻痺薬の点眼，外傷，あるいは脳疾患などによっておこる。

症状▶　近い所がよく見えない。毛様体筋と同じ神経支配である瞳孔括約筋の麻痺が

▶表5-1　年齢と調節力との関係

年齢(歳)	調節力(D)
10	12
20	9
30	6
40	4
50	2

同時にあらわれて散瞳している場合は，**内眼筋麻痺**という。

治療▶　原因となる疾患に対する治療が行われる。治癒しないときには，近い所を見るための凸レンズの眼鏡を装用させる。

③ 色覚の異常

色覚の異常には，先天性と後天性とがある。先天性は遺伝，後天性は網膜・視神経の疾患による。通常，色覚異常というと先天色覚異常である。

なお，日本医学会の色覚関連用語は 2005（平成 17）年に変更され，色弱や色盲という用語は使用しないことになった。

1　1色覚

原因▶　遺伝性で，常染色体劣性遺伝による。

症状▶　網膜の視細胞のうち，錐体の機能がなく，色覚がまったく欠如している。視力は 0.1 程度と不良で，羞明・昼盲・眼振を伴う。

治療▶　羞明に対しては，遮光眼鏡を装用させる。

2　2色覚・異常3色覚

原因▶　3 種類の錐体のいずれか 1 つが欠損しているものを 2 色覚，いずれか 1 つの感覚が鈍いものを異常 3 色覚という。

最も多い**先天赤緑色覚異常**は，遺伝性で，X 連鎖劣性遺伝による。男子は X 染色体が 1 個であるから，その 1 つの X 染色体に異常遺伝子があれば発病する。女子は X 染色体が 2 個あり，異常遺伝子が 2 個，つまり両方の X 染色体にあるときにだけ発病し，1 つの X 染色体だけに異常遺伝子があるときは保因者となる。

したがって，赤緑色覚異常は男子に多い。日本人男子では 5％，女子では 0.25％である。たとえば，父親が正常で母親が保因者の場合，男子は正常と色覚異常とが，女子は正常と保因者が半数ずつ生まれる可能性がある（▶図 5-4）。

種類▶　赤緑色覚異常は**表 5-2**のように分けられる。通常，色を見分ける錐体には，短波長感受性錐体（S-錐体）[1]，中波長感受性錐体（M-錐体）[2]，長波長感受性錐体（L-錐体）[3] がある。そのうちのどれか 1 種類の錐体が機能していないものを**2 色覚**，錐体は 3 種類あるがその機能に異常があるものを**異常 3 色覚**とよぶ。また，2 色覚と異常 3 色覚それぞれに，赤色の感覚に異常がある**1 型色覚**と，緑色の感覚に異常がある**2 型色覚**がある。

赤緑色覚異常のほかに S-錐体の機能欠如による **3 型色覚**もあるが，非常に

---

1)　short wave sensitive cone（旧名：青錐体）。
2)　middle wave sensitive cone（旧名：緑錐体）。
3)　long wave sensitive cone（旧名：赤錐体）。

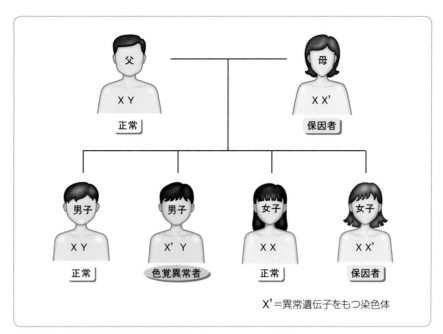

X'＝異常遺伝子をもつ染色体

▶図5-4　先天赤緑色覚異常の遺伝

▶表5-2　先天赤緑色覚異常の分類

	1型色覚	2型色覚
2色覚	1型2色覚	2型2色覚
異常3色覚	1型3色覚	2型3色覚

まれである。

症状▶　赤色・緑色とその補色の区別がつきにくいが，社会生活にはほとんど支障がない。

治療▶　治療法はない。

④ 弱視

1 医学弱視 amblyopia

　　　弱視には，医学弱視や低視力などがあるが，眼科で弱視といえば医学弱視をさす。

原因▶　小児の視力が発達する途中の段階で，視力の発達が抑えられることによる。①斜視，②強度の屈折異常（とくに遠視），③先天白内障・先天眼瞼下垂などの先天性障害によって，生まれたときからはっきり見えない状態におかれることが原因となる。

症状▶　視力障害があるが，眼にはその障害がおきるような器質的な異常がみられな

い。通常，なにかを集中して見るときは，中心窩に像を結ぶ中心固視という
状態になるが，弱視では中心窩で固視できないことがある。これを偏心固視と
いう。

治療▶　[1] 屈折矯正　屈折異常があれば，眼鏡・コンタクトレンズで屈折矯正する
（▶67 ページ）。調節を休止させることの困難な小児では，必ず調節麻痺薬を点
眼して屈折検査が行われる。

　　　　[2] 弱視視能矯正　偏心固視の矯正と，中心固視の視力増強の訓練が行われる
（▶69 ページ）。

2　低視力（社会弱視・教育弱視・ロービジョン）low vision

原因▶　眼疾患のために視力が障害され，まったく見えないわけではないが，ふつう
の人に比べ，かなり視力が不良であるものをいう。世界保健機関（WHO）の定
義では，両眼の矯正視力が 0.05 以上，0.3 未満のものをいう。**社会弱視，教育
弱視，ロービジョン**などともよばれる（▶191 ページ）。

症状▶　視力障害があり，眼にはその障害がおきるような器質的異常がみられる。

治療▶　原因となる眼疾患の治療が行われる。補助具として，弱視眼鏡などが用いら
れる。教育的配慮が必要である。

⑤ 眼位・眼球運動の異常

　　　斜視は両眼の視線が正しく目標に向かない状態，すなわち眼位の異常に，両
眼視（▶25 ページ）の異常が加わったものである。**斜位**では眼位の異常はあるが，
両眼視の異常はない。

　　　斜視は，眼球運動に異常がない**共同性斜視**と，眼球運動に異常がある**麻痺性
斜視**とに分けられるが，ふつう，斜視といえば共同性斜視のことをいい，麻痺
性斜視は**眼筋麻痺**という。

1　斜視 strabismus

原因▶　遠視，眼筋・神経支配の異常，両眼視異常，視力障害などによる。

種類▶　眼位のずれている方向によって，次のように分けられる（▶図 5-5）。

　（1）内斜視

　（2）外斜視

　（3）上下斜視

　　　また，つねに斜視になっているものを**恒常性斜視**といい，斜視のときと斜
視でないときがあるものを**間欠性斜視**という。

症状▶　眼位がずれているほか，両眼視の異常がある。両眼視機能としては，両眼の
網膜に映った像を 1 つにまとめて見る**融像**，立体的に見る立体視などがある
が，これらが円滑に行われない。両眼の網膜の対応する位置に映った像を 1

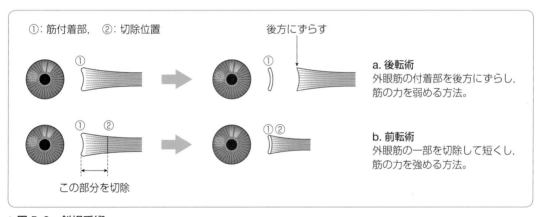

	右眼で見たとき	左眼で見たとき
内斜視		
外斜視		
左眼上斜視 （右眼下斜視）		
左眼下斜視 （右眼上斜視）		

▶図 5-5　斜視の種類

①：筋付着部，　②：切除位置　　　　　　　後方にずらす

a. 後転術
外眼筋の付着部を後方にずらし，
筋の力を弱める方法。

b. 前転術
外眼筋の一部を切除して短くし，
筋の力を強める方法。

この部分を切除

▶図 5-6　斜視手術

つにまとめて見ることができれば，網膜対応が正常ということになるが，斜視のなかには，網膜対応が異常であるために，斜視を治すと 1 つのものが 2 つに見える複視を生じる場合もある。

治療▶［1］**屈折矯正**　遠視が原因である調節性内斜視は，眼鏡・コンタクトレンズで屈折矯正される。

　［2］**手術**　調節性内斜視以外の斜視の眼位の矯正は，すべて手術によって行われる。斜視の手術には，**後転術**と**前転術**がある（▶図 5-6）。

　①**後転術**　外眼筋の付着部を後方にずらす。その筋肉の力は弱まる。

　②**前転術**　外眼筋を短縮するか，さらに付着部を前方にずらす。その筋肉の力は強まる。内斜視では内直筋の後転術か外直筋の前転術を行い，外斜視では外直筋の後転術か内直筋の前転術を行う（▶図 5-7）。

　［3］**斜視視能矯正**　手術によって眼位を矯正しても両眼視ができない場合に，両眼視機能回復のための矯正訓練が行われることがある（▶69 ページ）。

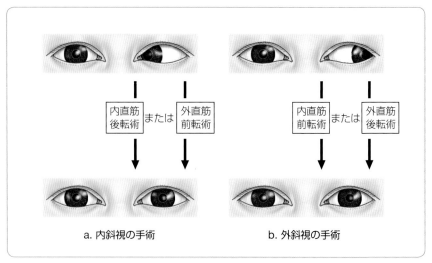

a. 内斜視の手術　　　　b. 外斜視の手術

▶図 5-7　内斜視・外斜視の手術

2 斜位 heterophoria

原因▶　眼位の基本的なずれによるもので，潜伏斜視（せんぷく）ともいう。

種類▶　斜視と同じように，内斜位・外斜位・上下斜位がある。

症状▶　両眼で見ているときには，両眼の視線が目標に集中して眼位異常はないが，一眼を遮閉（しゃへい）して片眼で見させると，眼位ずれが出現する。両眼で見ていれば眼位ずれがないため，両眼視機能に問題はない。

　　　斜位の程度が強いと，融像の機能を常時はたらかせる必要があるので，眼が疲労する。ときには融像を保てなくなって視線がずれ，物体が二重に見えるようになる。

治療▶　症状がなければ放置して差しつかえない。程度が強く，症状があらわれているときにはプリズム眼鏡を装用させる。

3 眼筋麻痺 ophthalmoplegia

原因▶　脳・神経・外眼筋の疾患でおこる。

症状▶　眼球運動が障害され，眼位がずれて斜視となり，複視がある。複視は一眼を遮閉（しゃへい）するとなくなる。眼筋麻痺による斜視を麻痺性斜視という。

治療▶　原因となる疾患の治療が行われる。薬物療法として神経炎・筋炎では副腎皮質ステロイド薬・抗菌薬，重症筋無力症では抗コリンエステラーゼ薬や副腎皮質ステロイド薬が用いられる。これらの治療が行われても治癒せず，症状が固定して眼位の異常があり，複視があるときには，眼筋の手術で眼位が矯正される。

4 眼振（眼球振盪） nystagmus

原因▶ 眼・耳・脳の疾患でおこる。

症状▶ 意志と無関係におこる眼球の往復運動である。

治療▶ 耳・脳の疾患による場合はその治療が行われる。眼振が，ある方向を見たときに軽くなる場合は，そちらの方向に頭をまわして見るようになる。この場合は，頭をまわさなくてもその方向を見ることができるように，眼筋の手術を行うことがある。

B 部位別の疾患

① 眼瞼の疾患

1 麦粒腫 hordeolum

原因▶ 眼瞼の分泌腺の急性化膿性炎症で，俗に「ものもらい」という。炎症をおこす細菌としてはブドウ球菌が多い。

種類▶ [1] **外麦粒腫** 睫毛腺におこる。眼瞼皮膚側がはれてくる。

[2] **内麦粒腫** 瞼板腺におこる。眼瞼結膜側がはれてくる。

症状▶ 眼瞼の一部が発赤・腫脹し，疼痛がある（▶図5-8）。

治療▶ 抗菌薬の眼軟膏を点眼し，重症では抗菌薬の内服もさせる。膿点ができれば，点眼麻酔を行い，尖刃刀で切開して排膿する。再発を繰り返すようであれば糖尿病などの全身疾患の検査をする。

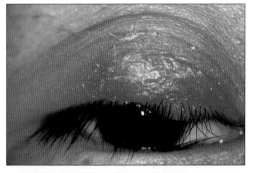

眼瞼の一部が発赤・腫脹し，疼痛もみられる。

▶図5-8 麦粒腫

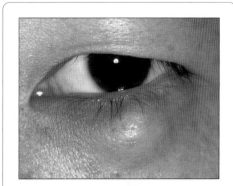

眼瞼皮下に球状の硬結をふれる。

▶図5-9 霰粒腫

2 霰粒腫 chalazion

原因▶　瞼板腺の慢性肉芽腫性炎症で，瞼板腺からの分泌物がたまっておこる。

症状▶　眼瞼皮下に球状の硬結（こうけつ）をふれる（▶図5-9）。疼痛はない。ときに細菌感染によって急性炎症をおこし，発赤・腫脹・疼痛がある。これを**急性霰粒腫**（さんりゅうしゅ）という。

治療▶　点眼麻酔・浸潤麻酔を行い，尖刃刀で切開し，鋭匙（えいひ）で内容を掻爬（そうは）する。手術の際，角板あるいは霰粒腫用挟瞼器（きょうけんき）で眼球を保護して，眼瞼を固定する。患者が中高年で難治・再発性のときは悪性腫瘍を疑う。

3 眼瞼炎 blepharitis

原因▶　眼瞼の細菌感染と，アレルギー性の体質が原因となる。

症状▶　眼瞼が発赤・腫脹する。

治療▶　原因によって，抗菌薬眼軟膏・副腎皮質ステロイド薬眼軟膏が用いられる。

4 眼瞼内反（内反症） entropion of lids

原因▶　小児では眼瞼皮膚の過剰（睫毛内反）（しょうもう），高齢者では眼輪筋の緊張力低下（老人性内反），あるいは結膜・眼瞼の外傷やトラコーマ（▶87ページ）による瘢痕（はんこん）の収縮（瘢痕性内反）による。

症状▶　眼瞼縁が内方に曲がって，内側に向かった睫毛が角膜を刺激することにより，流涙・羞明・異物感，さらに角膜の混濁があらわれる（▶図5-10）。

治療▶　乳児では自然治癒することもあるが，原則として手術する。原因によって手術方法は異なるが，なかでも**ホッツ法**が代表的なものである。この手術では，点眼麻酔・浸潤麻酔が行われ，眼瞼皮膚を切開して瞼板の一部を切除し，皮膚と瞼板とを縫合して眼瞼の向きをかえる。

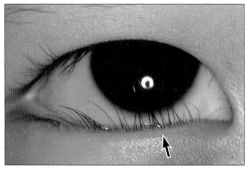

眼瞼縁が内方に曲がって睫毛が角膜を刺激するため，流涙や羞明，異物感，角膜の混濁があらわれる。

▶図5-10　眼瞼内反

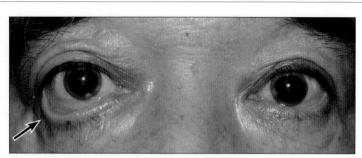

右眼の下眼瞼が外方に曲がり，眼瞼結膜が露出している。

▶図 5-11　眼瞼外反

5 睫毛乱生 trichiasis

原因▶　眼瞼炎・トラコーマ・外傷による。俗に「さかさまつげ」といわれるのは，睫毛乱生や先に説明した眼瞼内反を意味している。

症状▶　睫毛の一部が乱れてはえていて，眼の内側に向かった睫毛が角膜を刺激するため，眼瞼内反と同じ症状がみられる。

治療▶　乱生している睫毛が少数の場合は睫毛電気分解，多数の場合はホッツ法による手術が行われる。睫毛電気分解は点眼麻酔・浸潤麻酔をしたあと，睫毛電気分解器によって，針を睫毛の根もとに刺し込んで電気分解を行う。

6 眼瞼外反（外反症）ectropion of lids

原因▶　眼瞼の外傷によって生じた瘢痕の収縮や高齢者の眼輪筋の緊張低下によるものが多い。

症状▶　眼瞼縁が外方へ曲がり，眼瞼結膜が外へ露出する（▶図 5-11）。

治療▶　形成手術が行われる。皮膚移植を必要とすることもある。

7 兎眼 lagophthalmos

原因▶　兎眼とは瞼裂が閉じられなくなった状態である。瞼裂を閉じるはたらきをしている眼輪筋は顔面神経によって支配されているので，顔面神経麻痺が原因となることが多い。外傷や高度の眼瞼外反によってもみられる。

症状▶　瞼裂が閉じられないので，角膜が露出して乾燥し，角膜の混濁・潰瘍がみられる。

治療▶　抗菌薬眼軟膏の点入や眼帯で角膜を保護する。顔面神経麻痺のときはその治療が行われる。重症では手術が行われる。

8 眼瞼下垂 blepharoptosis

原因▶　上眼瞼が挙上できなくなった状態である。先天性のものが最も多い。上眼瞼

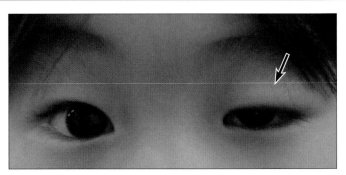

左眼の上眼瞼が下垂している。

▶図 5-12　眼瞼下垂

を上げるはたらきをしている上眼瞼挙筋は動眼神経によって支配されているので，動眼神経麻痺によっておこる。そのほか，重症筋無力症，加齢などによってもおこる。

症状▶　上眼瞼が下がって，挙上できない（▶図 5-12）。先天性の場合は眼がよく見えないため，弱視・斜視をおこすことがある。

治療▶　先天性・老人性では手術が，後天性では原因となる疾患の治療が行われる。

② 結膜の疾患

1 細菌性結膜炎 bacterial conjunctivitis

原因▶　細菌感染でおこる。

症状▶　眼脂（がんし），流涙，結膜の充血，異物感がある。

治療▶　抗菌薬を点眼する。

2 流行性角結膜炎 epidemic keratoconjunctivitis（EKC）

原因▶　アデノウイルス 8 型によるもので，伝染力が非常に強く，俗に「はやり目」といわれるものの代表的な疾患である。

症状▶　潜伏期は 1 週間で，結膜は強く充血し，眼瞼も腫脹する。眼瞼結膜に水疱（すいほう）様の濾胞（ろほう）（小児では偽膜（ぎまく））を形成する。眼脂よりも流涙が強く，異物感を訴える。耳前リンパ節の腫脹，小児では発熱を伴うこともある。

　　急性の結膜炎の症状は 2 週間で消退するが，成人ではそのころ角膜表層に点状の混濁を生じ，視力低下をきたすことが多い。これを点状表層角膜症（▶90 ページ）という。

治療▶　特効薬はないが，抗菌薬・副腎皮質ステロイド薬を点眼して二次感染を予防し，炎症をおさえる。

予防▶　厳重な消毒により他人への伝染を予防する。通常の消毒薬は無効であるため，患者の眼に触れた場合，手指は流水でよく洗い，煮沸できるものは煮沸消毒を行う。

3 咽頭結膜熱 pharyngoconjunctival fever（PCF）

原因▶　アデノウイルス3型による。プールで感染することが多く，「プール熱」ともいわれる。

症状▶　結膜炎・咽頭炎・発熱を伴うことからこの名がある。流行性角結膜炎と同様の症状であるが，眼症状は軽く，全身症状が強い。小児に多い。

治療・予防▶　流行性角結膜炎と同じである。

4 急性出血性結膜炎 acute hemorrhagic conjunctivitis（AHC）

原因▶　エンテロウイルス70型によるもので，アフリカのガーナで始まり，1971年にわが国に上陸した。アポロ病ともいう。

症状▶　潜伏期1日で，結膜の充血をおこすが，とくに出血を伴うことが特徴である。眼瞼の腫脹があり，角膜表層に細かい多数の混濁をおこす。これを**びまん性表層角膜炎**という。

治療・予防▶　流行性角結膜炎と同じである。

5 トラコーマ trachoma

かつて，わが国に流行した代表的な眼疾患であったが，抗菌薬の出現によってきわめてまれなものとなった。

原因▶　トラコーマクラミジアによる。

症状▶　結膜に充血・混濁・濾胞を生じ，それが瘢痕となってさまざまな合併症をおこす。結膜の血管が角膜に侵入するものを**パンヌス**といい，自覚症状は軽く，慢性の経過をとる。

合併症としては，眼瞼・結膜の瘢痕収縮のために眼瞼内反・睫毛乱生がおこったり，涙道粘膜がおかされて鼻涙管閉塞・慢性涙嚢炎がおこる。また，パンヌスによる角膜混濁・角膜潰瘍などがあり，視力も障害される。

治療▶　抗菌薬，とくにテトラサイクリン系の点眼が行われる。合併症がおこればそれに対する治療が行われる。

6 春季カタル vernal keratoconjunctivitis

原因▶　アレルギーが原因でおこる。春から夏にかけて増悪し，秋から冬になると軽快するため，この名がある。

症状▶　瘙痒（かゆみ）が強い。眼瞼結膜が白色混濁・石垣状になる眼瞼型（▶図5-13）と，角膜輪部に隆起がおこる眼球型がある。青少年男子に多い。

治療▶　副腎皮質ステロイド薬や免疫抑制薬が点眼される。副腎皮質ステロイド薬を

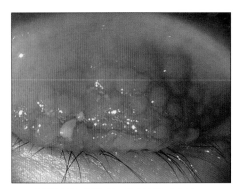

眼瞼結膜に石垣状の隆起がみられる。

▶図5-13　春季カタル

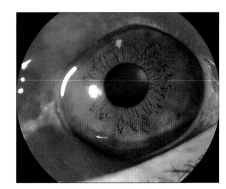

結膜内に出血がみられる。

▶図5-14　結膜下出血

長期点眼すると，続発緑内障(▶114ページ)をおこすことがあるため注意を要する。

7　フリクテン　phlyctenule

原因▶　輪部(角膜・強膜の境界部，▶15ページ，図2-1)に接した眼球結膜に生じる限局性の炎症で，アレルギーが原因と考えられている。ブドウ球菌などの細菌に対するアレルギーとされており，小児期から青年期にかけて好発する。

症状▶　結膜・角膜にできる白色・円形の隆起で，発生する部位によって結膜フリクテン・角膜フリクテンという。結膜フリクテンでは充血がみられ，角膜フリクテンでは羞明・異物感がある。

治療▶　副腎皮質ステロイド薬と抗菌薬の点眼が行われる。

8　アレルギー性結膜炎　allergic conjunctivitis

原因▶　薬品・化粧品・花粉・塵埃などによる。

症状▶　瘙痒・流涙・眼脂がある。結膜の充血・浮腫，眼瞼の発赤・腫脹がみられる。

治療▶　原因を取り除き，抗アレルギー薬または副腎皮質ステロイド薬が点眼される。

9　結膜下出血　hyposphagma

原因▶　外傷・結膜炎のほか，強い咳嗽などが原因としてあげられるが，原因不明のものが多い。

症状▶　眼球結膜に出血斑がみられる(▶図5-14)。

治療▶　放置しておけば自然に消失する。

10　翼状片　pterygium

原因▶　不明であるが，風や塵埃，紫外線の刺激を受ける戸外で働く者に多いことか

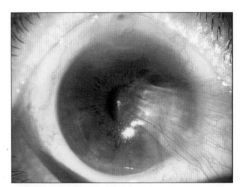

右眼鼻側から，肥厚した結膜が角膜内に侵入している。

▶図5-15　翼状片

ら，外界の刺激によると考えられる。

症状▶　瞼裂に相当する部分の眼球結膜にみられ，とくに鼻側から肥厚・充血した結膜が角膜に向かって三角形に侵入してくる（▶図5-15）。これが進行して瞳孔領にかかれば，視力が障害される。

治療▶　瞳孔領にかかる前に切除する。

11 結膜乾燥症 conjunctival xerosis

原因▶　ビタミンA欠乏症によっておこる。小児，とくに乳幼児で全身状態不良のときにみられる。

症状▶　結膜が乾燥して光沢を失ってくる。結膜の瞼裂に相当する部分に白色の泡のような斑点（ビトー斑）ができる。進行すると角膜も乾燥して混濁し，潰瘍を生じ穿孔する（角膜軟化症）。

治療▶　ビタミンAの全身投与と，栄養状態の改善がはかられる。

③ 涙器の疾患

1 鼻涙管閉塞 nasolacrimal duct obstruction

原因▶　先天性のほか，鼻疾患や鼻手術などによっておこる。

症状▶　流涙がある。とくに冬，風にあたると著しい。涙嚢洗浄・涙管ブジー（▶65ページ）で涙道の通過障害が証明される。

治療▶　先天性であれば家庭での涙嚢マッサージで開通を促し，改善しなければ涙管ブジーが行われる。後天性の場合は，軽度であれば涙管ブジーが行われ，治癒しないものにはシリコンチューブ留置や涙嚢鼻腔吻合術を実施する。涙嚢鼻腔吻合術は，涙嚢と鼻腔との間の骨を除去して，涙嚢と鼻粘膜とを縫合する手術である。

2　慢性涙囊炎　chronic dacryocystitis

原因▶　鼻涙管閉塞があって，涙囊に涙液がたまり，これに細菌感染をおこす。

症状▶　流涙がある。涙囊部を圧迫すると，涙点から膿や粘液が逆流する。

治療▶　涙囊洗浄して抗菌薬を注入し，涙管ブジーが行われることもあるが，治りにくい。これで治癒しないときには涙囊鼻腔吻合術が行われる。涙囊摘出術が行われることもあるが，この方法では術後に膿は出なくなっても，流涙は残る。涙囊鼻腔吻合術では膿も涙も出なくなるので，涙囊摘出術はなるべく行わないほうがよい。

3　急性涙囊炎　acute dacryocystitis

原因▶　慢性涙囊炎があるときに，涙囊内の細菌が涙囊外へ出て，涙囊の周囲に急性化膿性炎症をおこしたものである。

症状▶　涙囊部が発赤・腫脹して，疼痛がある。

治療▶　初期には抗菌薬の投与を行うが，化膿すれば切開して排膿する。再発しやすいので，炎症がおさまったあとで涙囊鼻腔吻合術を行い，慢性涙囊炎を治療しておく必要がある。

④ 角膜の疾患とその手術

ⓐ 角膜の疾患

1　点状表層角膜症　superficial punctate keratopathy

原因▶　涙液分泌減少・眼瞼内反・睫毛乱生・兎眼・結膜異物・コンタクトレンズ・紫外線・流行性角結膜炎などによる。

症状▶　角膜上皮表層の障害で，点状の組織欠損や混濁がみられ，フルオレセインナトリウムで染色するとはっきりする。自覚的には羞明・流涙・異物感・視力障害があらわれる。

治療▶　病因を取り除く原因療法のほか，ヒアルロン酸ナトリウム（ヒアレイン® など），フラビンアデニンジヌクレオチドナトリウム（フラビタン® など），コンドロイチン硫酸ナトリウム・人工涙液などの角膜保護薬の点眼が行われる。

2　角膜びらん　corneal erosion

原因▶　点状表層角膜症と同じである。

症状▶　角膜上皮全層が欠損し，疼痛と視力障害がおこる（▶図5-16）。

治療▶　細菌感染予防のため抗菌薬を点眼する。眼軟膏点入による圧迫眼帯や治療用ソフトコンタクトレンズを用いることもある。

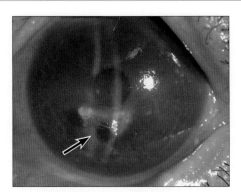

角膜上皮の全層が欠損した状態。

▶図 5-16　角膜びらん

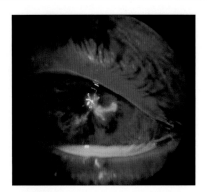

角膜に枝のような病巣がみられる。

▶図 5-17　単純ヘルペスウイルス角膜炎

3 乾性角結膜炎　keratoconjunctivitis sicca

原因▶　涙液分泌低下によるもので，中年女性に多い。

症状▶　点状表層角膜症と同様であるが，とくに眼の乾燥感を訴え，**ドライアイ**ともいわれる。

　眼の乾燥のほか，唾液腺の分泌低下による口内乾燥や関節炎など，全身症状を伴うものを**シェーグレン症候群**という。

治療▶　人工涙液が点眼される。

4 単純ヘルペスウイルス角膜炎　herpes simple virus keratitis

原因▶　単純ヘルペスウイルスによる。副腎皮質ステロイド薬の点眼はウイルスの増殖を促進させ，角膜の抵抗力を弱めるので誘因となる。

症状▶　角膜の表層に樹の枝のような病巣をつくるのが特徴で，これを**樹枝状角膜炎**という(▶図 5-17)。フルオレセインナトリウムできれいに染色される。進行すると潰瘍となって拡大し，角膜の深層に円板状の混濁をつくる。これを**円板状角膜炎**という。自覚的には，疼痛・流涙・羞明・異物感・視力障害がある。

治療▶　抗ヘルペス薬のアシクロビル(ゾビラックス® など)の軟膏・内服・点滴静注が行われる。混濁が残った場合は角膜移植が行われる。

5 細菌性角膜潰瘍　bacterial corneal ulcer

原因▶　角膜の傷に細菌が感染しておこる。匍行性角膜潰瘍ともいう。感染をおこす細菌としては，緑膿菌・ブドウ球菌が多い。

　連続装用コンタクトレンズや角膜異物などによる，持続性の角膜上皮障害が誘因となりやすい。

症状▶　角膜に外傷を受けたあと，1〜2日してから，眼痛・充血・視力障害がおこ

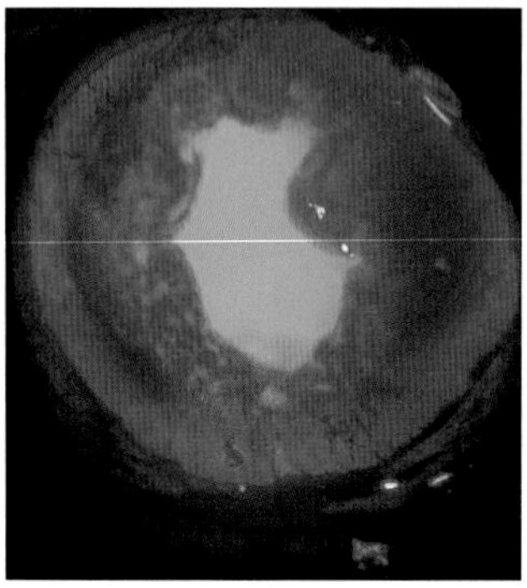

角膜上皮の欠損部をフルオレセインで染めたところ。中央の蛍光強度が強くなっている部分が病変部である。

▶図 5-18　角膜潰瘍

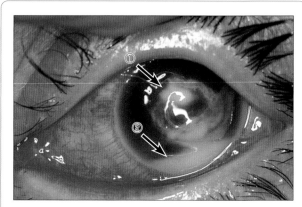

角膜の白濁(①)と前房蓄膿(②)がみられる。角膜の傷に緑膿菌・ブドウ球菌などが感染しておこる。

▶図 5-19　細菌性角膜潰瘍

る。角膜に潰瘍があらわれて，**前房蓄膿**とよばれる前房に膿がたまった状態となる(▶図 5-18, 19)。進行すると穿孔して失明することもある。

治療▶　抗菌薬の全身投与と点眼が行われる。

6　角膜真菌症　keratomycosis

原因▶　真菌の感染による。副腎皮質ステロイド薬や抗菌薬を長期間点眼している場合におこりやすい。

症状▶　角膜に潰瘍ができ，前房中に膿がたまる(▶図 5-20)。

治療▶　抗真菌薬のピマリシンを点眼し，ミコナゾールやフルコナゾール，ミカファンギンナトリウムの全身および局所投与を行う。ただし，薬剤に抵抗することが少なくない。

7　アカントアメーバ角膜炎　acanthamoeba keratitis

原因▶　アカントアメーバの感染による。ソフトコンタクトレンズ装用者にみられる。

症状▶　羞明や疼痛を訴え，放射状角膜神経炎や輪状潰瘍が生じる(▶図 5-21)。

治療▶　塩酸ポリヘキサニド(PHMB)などの消毒薬による殺菌を行う。抗真菌薬の投与や上皮擦過を行う場合もある。

8　角膜の瘢痕

原因▶　角膜炎・角膜潰瘍・外傷の治癒後に後遺症として生じる。

種類▶　角膜瘢痕の種類には次のものがある。

[1] **角膜片雲**　角膜の薄い混濁。

[2] **角膜白斑**　角膜の濃い混濁(▶図 5-22)。

[3] **角膜癒着白斑**　角膜白斑の後面に虹彩が癒着しているもの。

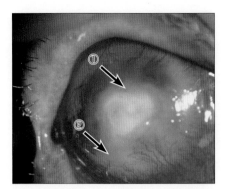

強い角膜混濁(①)と，前房蓄膿(②)がみられる。

▶図 5-20　角膜真菌症

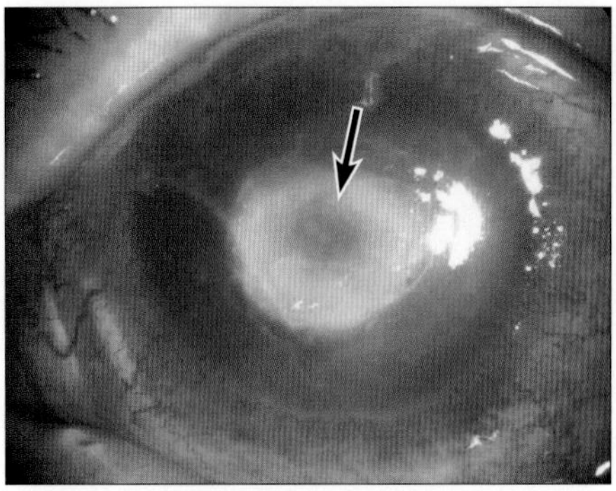

輪状潰瘍がみられる。

▶図 5-21　アカントアメーバ角膜炎

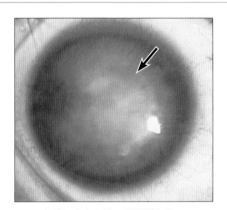

角膜に白色の強い混濁がある。

▶図 5-22　角膜白斑症

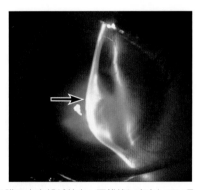

角膜の中央部が前方へ円錐状に突出している。
浮腫もみられる。

▶図 5-23　円錐角膜

症状▶　視力障害がおこる。混濁の程度によって程度は異なる。

治療▶　[1] **コンタクトレンズ**　角膜の混濁が薄く，不正乱視になっているときに装用される。

　　[2] **角膜移植術**(▶94 ページ)

　　[3] **光学的虹彩切除術**　角膜混濁が瞳孔の部分にあり，それ以外に透明な部分があるときには，虹彩を一部切除して仮瞳孔をつくる。

9 円錐角膜 keratoconus

原因▶　中央部の角膜が薄くなり，角膜が前方へ円錐状に突出してくる疾患で(▶図 5-23)，原因は不明である。思春期の発症が多く，アトピーなどの全身疾患に合併することもある。

症状▶　不正乱視がおこり，視力が低下する。

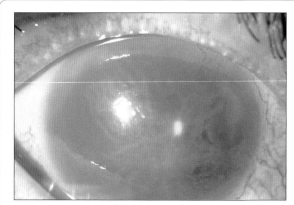

顆粒状角膜変性症(アベリノ角膜変性症)
による角膜変性症。

角膜に浮腫と混濁が生じている。

▶図5-24　角膜変性症　　　　　　　▶図5-25　水疱性角膜症

治療▶　不正乱視の矯正のために，ハードコンタクトレンズの装用を行う。装用が困
　　　　難な場合は，角膜移植術を行う。

10 角膜変性症

原因▶　顆粒状角膜変性症(アベリノ角膜変性症)，格子状角膜変性症，斑状角膜変
　　　　性症など，先天性遺伝性の疾患によりさまざまな形の角膜混濁が生じる(▶図
　　　　5-24)。

症状▶　視力低下，羞明がみられる。

治療▶　混濁が表層に限られている場合は，エキシマレーザーによる角膜切除術を行
　　　　う。進行した場合，表層あるいは全層角膜移植術を行う。

11 水疱性角膜症

原因▶　角膜内皮細胞密度の減少による。角膜に浮腫と混濁が生じる(▶図5-25)。原
　　　　発性に角膜内皮変性がおこる**フックス角膜内皮変性症**などの疾患によるものの
　　　　ほか，白内障手術やレーザー虹彩切開術の影響で生じるものが増えている。

症状▶　視力が低下する。

治療▶　全層角膜移植術を行う。

❶ 角膜移植

　　　　角膜混濁のために視力障害がみられる場合，角膜移植により透明な角膜と入
　　　　れかえる手術を行う(▶図5-26)。角膜の形の異常(円錐角膜など)によって視力
　　　　が高度に障害され，コンタクトレンズなどで矯正できない場合も，角膜移植の
　　　　対象となる。

　　　　角膜移植術には，眼球を提供する意志のある者が登録をしておき，提供者の

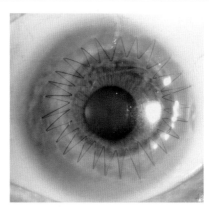

全層角膜移植後の写真。病巣部の角膜を切除したのち，新たな角膜をのせてナイロン糸で縫合する。

▶図 5-26　全層角膜移植術

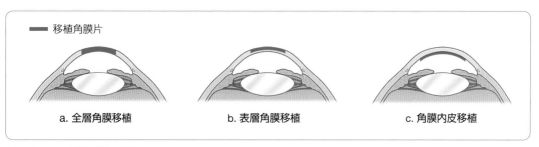

移植角膜片

a. 全層角膜移植　　b. 表層角膜移植　　c. 角膜内皮移植

▶図 5-27　角膜移植の種類

死後，眼球を摘出して移植するというシステムが必要である。この仕事をするのが**アイバンク**である。

　角膜移植には角膜全層を移植するもの，表層を移植するもの，内皮面を移植するものなどがあり，もともとの疾患の状態によって使い分けられている(▶図 5-27)。術後は，拒絶反応を防ぐための副腎皮質ステロイド薬点眼と，感染予防のための抗菌薬点眼を行う。

⑤ 強膜の疾患

上強膜炎・強膜炎 episcleritis・scleritis

原因▶　不明であるが，リウマチや結核アレルギーによっておこるものがある。

症状▶　上強膜炎では，眼球結膜下に限局した隆起を生じ，充血を伴う。強膜炎では，強膜に扁平な隆起を生じ，紫色を帯びた充血を示す(▶図 5-28)。いずれも圧痛がある。

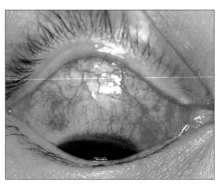

強膜に扁平な隆起を生じ，紫色を帯びた充血がみられる。

▶図 5-28　強膜炎

治療▶　副腎皮質ステロイド薬の点眼・結膜下注射・テノン囊下注射，また重症例には内服が行われる。

⑥ ぶどう膜の疾患

虹彩・毛様体・脈絡膜の炎症をぶどう膜炎 uveitis という。前眼部の炎症は**虹彩炎 iritis** とよばれるが，虹彩と毛様体は同時に炎症をおこしやすく，区別しにくいので**虹彩毛様体炎 iridocyclitis** ともいう。

フォークト-小柳-原田病，ベーチェット病，サルコイドーシスが三大ぶどう膜炎とよばれる。原因不明であることも多い。

症状▶　自覚的には視力障害・羞明・流涙・眼痛があり，他覚的には充血・前房混濁・角膜後面沈着物がみられる(▶図 5-29)。進行すると，虹彩の水晶体への癒着(虹彩後癒着)・硝子体混濁・続発緑内障・併発白内障をおこす。虹彩毛様体炎の充血は毛様充血といって，角膜に近くなるほど強い(▶32 ページ，図 3-4)。角膜炎・強膜炎の充血も毛様充血である。脈絡膜炎のときは網膜にも炎症が波及して，網脈絡膜炎となることが多い(▶図 5-30)。

1 フォークト-小柳-原田病 Vogt-Koyanagi-Harada syndrome

原因▶　メラニン細胞を標的とする自己免疫疾患と考えられている。単に原田病ともよばれる。

症状▶　両眼に急激で高度の視力障害がおこる。虹彩毛様体炎・脈絡膜炎のほか，全身症状として，毛髪の白変・脱毛，皮膚の白斑，耳鳴・難聴などがおこる(▶図 5-31)。

治療▶　副腎皮質ステロイド薬を短期間に大量に用いて免疫抑制と抗炎症を強める，ステロイド大量療法を行う。

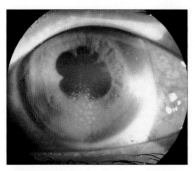

虹彩毛様体炎が進行して，虹彩が水晶体へ癒着したもの（虹彩後癒着）。充血と前房混濁がみられる。

▶図 5-29　虹彩毛様体炎

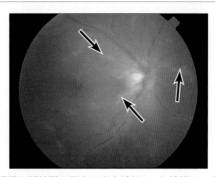

網膜と脈絡膜の両方に炎症がおこった状態で，血管炎と滲出斑がみられる（➡）。

▶図 5-30　網脈絡膜炎

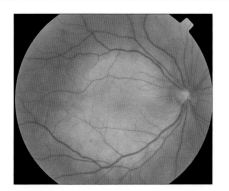

自己免疫疾患であるフォークト-小柳-原田病によって，ぶどう膜炎（虹彩毛様体炎・脈絡膜炎）がおこった状態。

▶図 5-31　フォークト-小柳-原田病

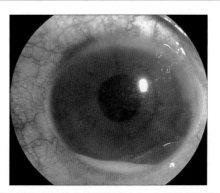

前房の下部に黄白色の膿がたまった状態（前房蓄膿）を伴う虹彩毛様体炎。ベーチェット病の症状の 1 つとしてあらわれることが多い。

▶図 5-32　前房蓄膿性虹彩毛様体炎

2　ベーチェット病　Behçet disease

原因▶　不明である。

症状▶　① 口腔粘膜のアフタ性潰瘍，② 結節性紅斑などの皮膚症状，③ 外陰部潰瘍，④ ぶどう膜炎を 4 主症状とする。そのほか，関節炎・消化管症状・神経症状・血管炎をおこす。ぶどう膜炎は再発性で，両眼性のことが多く，前房蓄膿性虹彩毛様体炎（▶図 5-32）や網脈絡膜炎（▶図 5-30）がみられる。長期間におよぶ発作の寛解と再燃を繰り返す。

治療▶　副腎皮質ステロイド薬の点眼・結膜下注射，アトロピン硫酸塩水和物の点眼などの対症療法が行われる。発作の抑制療法として，コルヒチンやシクロスポリンの内服が行われる。難治例にはインフリキシマブ（レミケード®）の全身投

与や，アダリムマブ(ヒュミラ®)の皮下注射が行われる。

3 サルコイドーシス sarcoidosis

原因▶ 不明である。

症状▶ 全身疾患で，両側肺門リンパ節腫脹，肺・皮膚・眼病変があらわれることが多い。眼病変では，両眼に慢性結節性ぶどう膜炎を生じる。虹彩毛様体炎に加え，硝子体の混濁や網膜血管炎もみられる。

治療▶ 副腎皮質ステロイド薬の点眼と内服，散瞳薬の点眼を行う。

4 交感性眼炎 sympathetic ophthalmia

原因▶ 穿孔性の眼外傷や手術によって，ぶどう膜が損傷・露出することによる。

症状▶ 外傷を受けた眼の炎症が増悪するのと同時に，健康な眼にも強いぶどう膜炎がおこり，高度の視力障害をおこす。

治療▶ 副腎皮質ステロイド薬の点眼・全身投与を行う。重症では，外傷を受けた眼の眼球摘出が行われることもある。

⑦ 網膜・硝子体の疾患と手術

ⓐ 網膜・硝子体の疾患

1 糖尿病網膜症 diabetic retinopathy

原因▶ 糖尿病に合併する。わが国における中途失明原因の第3位である。

症状▶ [1] **単純網膜症** 小さな血管瘤や出血・硬性白斑がみられる(▶図5-33-a)。

[2] **増殖前網膜症** 血管が詰まって網膜の一部に血液が流れない虚血部分が生じた段階(▶図5-33-b)。軟性白斑，静脈の異常，網膜浮腫がみられる。

[3] **増殖網膜症** 網膜に新生血管，硝子体に増殖膜がみられる(▶図5-33-c, d)。黄斑浮腫(▶図5-33-e)による視力低下がみられる。硝子体出血や網膜剝離・続発緑内障をおこし，進行すると失明にいたる。

治療▶ 初期は糖尿病の治療を行う。蛍光眼底造影検査を行って，網膜新生血管や無血管領域がみられたら，必要に応じて網膜光凝固(▶66ページ)を行う。黄斑浮腫に対しては，抗VEGF薬や副腎皮質ステロイド薬の投与が行われる。進行して硝子体出血や牽引性網膜剝離にいたった場合は，硝子体手術(▶106ページ)を行う。

2 高血圧網膜症・網膜動脈硬化症

高血圧網膜症・網膜動脈硬化症では血管の変化を知ることが重要であるが，生体で血管の状態を直接観察できるのは眼底だけである。そこで，程度・予

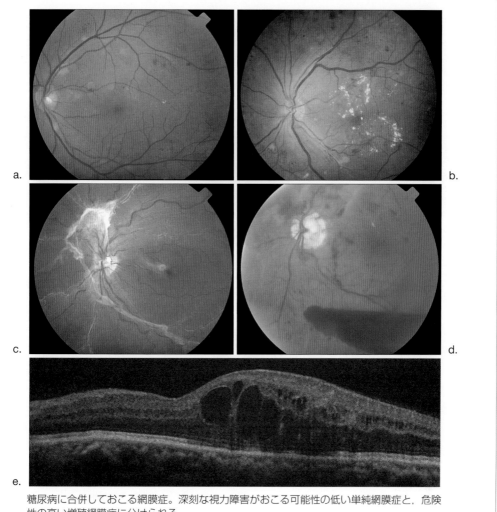

糖尿病に合併しておこる網膜症。深刻な視力障害がおこる可能性の低い単純網膜症と，危険
性の高い増殖網膜症に分けられる。
a. **単純網膜症** 小さな白斑や出血がみられる。
b. **増殖前網膜症** 軟性白斑や血管異常がみられる。
c. **増殖網膜症(1)** 硝子体に増殖組織がみられる。
d. **増殖網膜症(2)** 硝子体出血を生じている状態。
e. **黄斑浮腫** 糖尿病網膜症に伴う黄斑浮腫の OCT 所見。

▶図 5-33　糖尿病網膜症

　　　　　　　後・治療効果の判定のために眼底検査が行われる。

症状▶　　高血圧性変化としては，動脈が細くなり，部分的に攣縮して太さが一様でな
　　　　　くなるほか，出血や白斑があらわれ，視神経乳頭に浮腫がみられる(▶図5-34)。
　　　　　　動脈硬化性変化としては，動脈の反射が強くなって光って見えるようになる。
　　　　　また，動脈と静脈が交差する部分で，静脈が動脈におさえられてくびれたよう
　　　　　に見える。これを**動静脈交差現象**という。

眼底変化の分類▶　**キース-ワグナー分類**，**シェイエ分類**が用いられ，いずれも軽いものを I
　　　　　(1)度とし，IV(4)度まで分けられている。

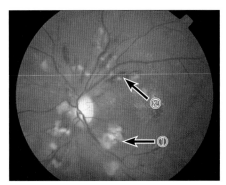

網膜の浮腫と白斑（①），火炎状の出血（②）がみられる。

▶図5-34　高血圧性網膜症

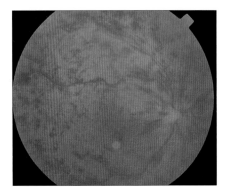

a. 網膜中心静脈閉塞症
眼底全体に大小多数の出血斑がみられる。

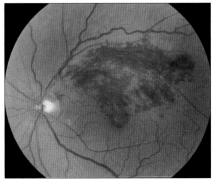

b. 網膜静脈分枝閉塞症
閉塞部位周辺に出血斑があらわれ，それに
相当する部分に視野欠損が生じる。

▶図5-35　網膜静脈閉塞症

3　網膜静脈閉塞症　retinal vein occlusion

原因▶　網膜の静脈が閉塞して，静脈の還流が妨げられて出血する。動脈硬化症による血栓が原因でおこるので，網膜静脈血栓症ともいう。

症状▶　網膜の中心静脈の閉塞（網膜中心静脈閉塞症）では，突然視力が低下し，眼底全体に大小多数の出血斑があらわれる（▶図5-35-a）。静脈の枝の閉塞（網膜静脈分枝閉塞症）では，閉塞部位より周辺に出血斑があらわれ，それに相当する部分に視野欠損が生じる（▶図5-35-b）。

治療▶　初期には抗血液凝固薬が投与される。光凝固（▶66ページ）が行われる。

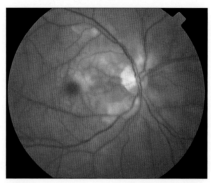

網膜の動脈が閉塞したことによって，網膜が栄養障害に陥った状態。
中心動脈の閉塞では視力障害が，分枝動脈の閉塞では視野障害がおこる。

▶図 5-36　網膜動脈閉塞症

4 網膜動脈閉塞症 retinal artery occlusion

原因▶　網膜の動脈が閉塞して，その動脈によって栄養補給されている網膜が栄養障
害に陥ることによる。動脈硬化症や心疾患，動脈の痙攣によっておこる。網膜
動脈塞栓症ともいう。

症状▶　網膜の中心動脈の閉塞（網膜中心動脈閉塞症）では，急激で高度の視力障害が
おこる。動脈の枝の閉塞では，その枝によって栄養補給されている網膜に相当
する部分の視野が見えなくなる。網膜は浮腫をおこして混濁する（▶図 5-36）。

治療▶　発病後，一刻も早く前房穿刺術・眼圧下降・眼球マッサージを行う。早期に
治療が行われない限り視力は回復しない。

5 網膜剝離 retinal detachment

原因▶　網膜が眼底からはがれた状態で，次の 2 種類がある。

[1] 裂孔原性網膜剝離　網膜に裂孔ができ，液状になった硝子体が網膜下に侵
入して，網膜が眼底から剝離する。強度近視・高齢者・外傷などでおこりやす
い。

[2] 続発網膜剝離（非裂孔原性網膜剝離）　硝子体が網膜を牽引したときや，ぶ
どう膜炎などのために網膜下に滲出物がたまったとき，眼底の腫瘍があると
きなどにおこる。

症状▶　主要な症状に飛蚊症と霧視がある。また，剝離した部分に相当する視野が欠
損し，それが中心に及ぶと視力も障害される。眼圧は低下していることが多い。
剝離した網膜は青白く見え，裂孔原性網膜剝離では裂孔が発見できる（▶図
5-37）。放置すれば失明する。

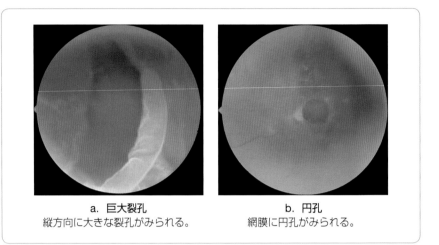

a. 巨大裂孔
縦方向に大きな裂孔がみられる。

b. 円孔
網膜に円孔がみられる。

▶図 5-37　網膜剝離

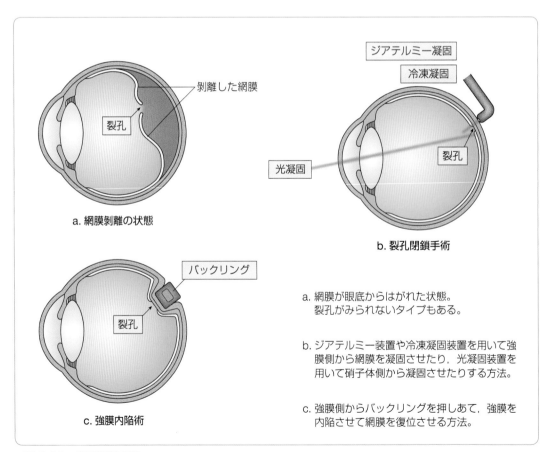

剝離した網膜

裂孔

a. 網膜剝離の状態

ジアテルミー凝固

冷凍凝固

光凝固

裂孔

b. 裂孔閉鎖手術

バックリング

裂孔

c. 強膜内陥術

a. 網膜が眼底からはがれた状態。
　裂孔がみられないタイプもある。

b. ジアテルミー装置や冷凍凝固装置を用いて強
　膜側から網膜を凝固させたり，光凝固装置を
　用いて硝子体側から凝固させたりする方法。

c. 強膜側からバックリングを押しあて，強膜を
　内陥させて網膜を復位させる方法。

▶図 5-38　網膜剝離手術

治療▶　裂孔原性網膜剝離では，早期に裂孔を閉鎖し，剝離した網膜の復位を促進す
る（▶図 5-38-a）。

　[1] 裂孔閉鎖手術　裂孔を閉鎖するために，次のような方法が用いられる（▶

図 5-38-b)。

①**ジアテルミー凝固**　熱作用を利用したジアテルミー装置を用いて，強膜側から凝固する。

②**冷凍凝固**　冷凍手術装置を用いて強膜側から凝固する。

③**光凝固**　光凝固装置を用いて，眼底を見ながら硝子体側から凝固する。

[2] **強膜内陥術・輪状締結術**　強膜を内陥させ，網膜に対する硝子体の牽引を軽減し，網膜を復位させるために行う（▶図 5-38-c）。

[3] **硝子体手術**　上記の方法で十分な治療ができない場合は，網膜を牽引している硝子体を切除し，網膜を復位させる。

　続発網膜剥離では，原因疾患の治療が行われる。また，硝子体の牽引によるものには硝子体手術（▶106 ページ）が行われる。

6 網膜色素変性 retinal pigmentary degeneration

原因▶　先天性素因でおこり，家族性のものと散発性のものがある。家族性のものは血族結婚に多い。

症状▶　夜盲で発症することが多く，視野狭窄（きょうさく）・視力低下がおこり，徐々に進行する。眼底には色素斑があらわれ，網膜が萎縮するとともに，血管も細くなり視神経も萎縮する（▶図 5-39）。ERG（網膜電図，▶58 ページ）は早期に減弱ないし消失する。小児期に発症して進行の速い例では，失明に近い状態にまでいたる。

治療▶　確実な治療法はない。羞明に対しては遮光眼鏡を用いる。暗順応改善薬のヘレニエン（アダプチノール®）や循環改善薬，ビタミン薬などを内服する。

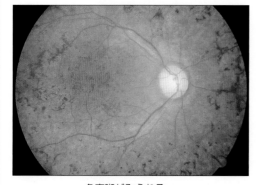

色素斑がみられる。

▶図 5-39　網膜色素変性

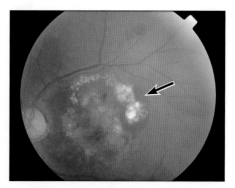

黄斑部への出血と瘢痕形成がみられる。

▶図 5-40　加齢黄斑変性

7 加齢黄斑変性　age-related macular degeneration

原因▶　脈絡膜からの新生血管が網膜色素上皮下に侵入し，黄斑部に出血と結合組織の異常増殖をおこす（▶103ページ，図5-40）。

症状▶　黄斑部がおかされるので，中心暗点・視力障害・変視症を訴える。症状は徐々に進行していくが，視野の周辺部は見える。

治療▶　新生血管の抑制目的で，光線力学療法 photodynamic therapy（PDT）や抗VEGF薬であるラニビズマブ（ルセンティス®），アフリベルセプト（アイリーア®），ファリシマブ（バビースモ®）などの硝子体内投与が行われる。

8 中心性漿液性網脈絡膜症　central serous chorioretinopathy

原因▶　原因は不明であるが，心身の過労が誘因となる。中年男性の片眼に好発する。

症状▶　網膜の中心である黄斑部に浮腫がおこる（▶図5-41）。視力障害と中心暗点を訴えるが，視力障害はそれほど強くない。変視症・小視症もある。予後は良好で，2～3か月で自然治癒するものが多いが，再発もしやすい。

治療▶　蛍光眼底造影を行い，造影剤がもれてくる場所（蛍光漏出点）がみられるときには，その部位に光凝固（▶66ページ）が行われる。発病初期は心身の安静をはかる。

9 黄斑円孔　macular hole

原因▶　特発性のもの，病的近視に伴うもの，外傷性のものなどがある。

症状▶　黄斑部の網膜に円孔が生じ，視力低下，中心暗点を生じる（▶図5-42）。病的近視に伴うものは網膜剝離を生じることがある。

治療▶　硝子体手術（▶106ページ）により網膜円孔の閉鎖をはかる。

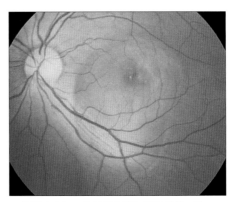

網膜の中心である黄斑部に浮腫がおこる。

▶図5-41　中心性漿液性網脈絡膜症

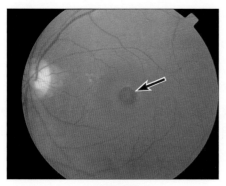
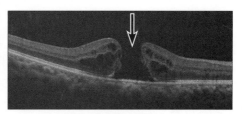

a. 眼底写真　　　　　　　　　　b. OCT 所見

特発性の黄斑円孔。黄斑中心部に円孔が生じている。

▶図 5-42　黄斑円孔

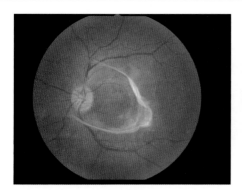
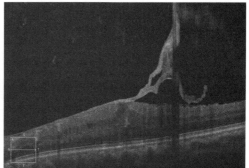

a. 眼底写真　　　　　　　　　　b. OCT 所見

▶図 5-43　黄斑上膜

10 黄斑上膜 epiretinal membrane

原因▶　黄斑部の網膜前に薄い膜が形成されたものである（▶図 5-43）。特発性のもの，網膜剝離などに続発するものがある。

症状▶　黄斑の網膜に皺襞（しゅうへき）が生じ，ゆがみや視力低下が生じる。

治療▶　硝子体手術により黄斑上膜を除去する。

11 網膜芽細胞腫 retinoblastoma

原因▶　乳幼児の眼球内に発生する悪性の腫瘍である。

症状▶　網膜に白色の腫瘍ができ，しだいに硝子体中に突出してくる。このとき瞳孔が白く光って見える（白色瞳孔）。放置すれば眼窩（がんか）・全身に転移して死亡する。

治療▶　眼球摘出を行うが，腫瘍が小さいうちは，眼球を摘出しないで放射線療法・光凝固・化学療法による保存療法を行う。

12 未熟児網膜症 retinopathy of prematurity

原因▶　網膜の未熟性と保育器内での高濃度・長時間の酸素投与による。

症状▶　網膜周辺部に血管新生がおこり，進行すると硝子体中への組織の増殖がみられ，網膜剝離をおこして失明する。

治療▶　保育器内での酸素投与をできるだけ低濃度・短期間とし，定期的に眼底検査を行って早期発見に努める。自然治癒することもあるが，経過によっては光凝固（▶66 ページ）を行うこともある。

13 硝子体混濁 vitreous opacity

原因▶　ぶどう膜炎・強度近視などによっておこる。

症状▶　飛蚊症（▶31 ページ）があらわれ，硝子体の混濁が強ければ視力障害を訴える。眼底検査・細隙灯顕微鏡で硝子体中に混濁がみられる。

　　　ときに，飛蚊症を訴えるのに硝子体混濁がみられないことがある。これを**生理的飛蚊症**といい，健常眼にもみられ，視力障害もない。

治療▶　原因疾患の治療が行われる。高度の硝子体混濁には硝子体手術が行われる。生理的飛蚊症の場合は放置してよい。

14 硝子体出血 vitreous hemorrhage

原因▶　さまざまな網膜疾患により，硝子体中に出血したものである。

症状▶　視力障害を訴える。

治療▶　硝子体混濁に準じる。

❺ 硝子体手術 vitrectomy

　　　硝子体の混濁や，増殖膜による網膜の牽引があるとき，混濁した硝子体や増殖膜を切除する目的で行う。**硝子体カッター，眼内照明**（ライトガイド），**灌流**の 3 種類の器具を眼内に挿入して手術を行う（▶図 5-44）。

　　　硝子体出血，重症の網膜剝離，増殖性糖尿病網膜症，増殖性硝子体網膜症などに適応する。

眼内タンポナーデ▶　硝子体切除後に，網膜の復位をたすける目的で，硝子体腔中に空気，ガス（SF_6，C_3F_8 など），シリコーンオイルなどの眼内タンポナーデ物質が注入されることがある。空気やガスは，自然に吸収され，房水とおきかわる。シリコーンオイルは自然にはなくならないので，再手術で除去する必要がある。

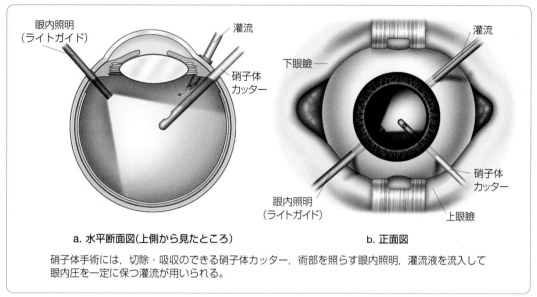

a. 水平断面図(上側から見たところ)　　　　　b. 正面図

硝子体手術には，切除・吸収のできる硝子体カッター，術部を照らす眼内照明，灌流液を流入して
眼内圧を一定に保つ灌流が用いられる。

▶図 5-44　硝子体手術

⑧ 水晶体の疾患と手術

ⓐ 水晶体の疾患

　　　白内障 cataract は水晶体が混濁した状態をいう。水晶体は瞳孔の後ろにある
ので，水晶体が強く混濁すれば瞳孔が白くなってくる(▶図 5-45)。そのため，
白内障は俗に「しろそこひ」[1]といわれる。白内障には，先天性のほかに老化
や外傷によるものなどいろいろな種類がある。

1 老人性白内障 senile cataract

原因▶　水晶体の代謝障害による一種の老化現象である。成人および老人の白内障の
　　　大部分はこれである。

症状▶　水晶体の周辺部から混濁が始まるものが多い。その場合，初期には瞳孔の部
　　　分はまだ透明であるため，自覚症状はほとんどない。この時期には散瞳薬を点
　　　眼し，散瞳したうえで検査をしないと混濁はよくわからない。進行すると，瞳
　　　孔の部分まで混濁してくるので，視力障害が始まる。水晶体の中心部から混濁
　　　が始まった場合は，初期から視力障害がおこる。

治療▶　初期には薬物療法が行われることもあるが，日常生活が不便になれば手術が
　　　行われる。白内障の手術によって水晶体を摘出した眼を無水晶体眼という。

---

1) 眼底検査ができなかった時代は，視力障害のある疾患を瞳孔の色で分類した。しろそこ
　ひは白内障，あおそこひは緑内障，くろそこひは黒内障(眼底の疾患)を意味する。

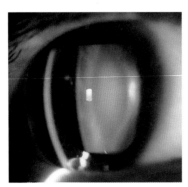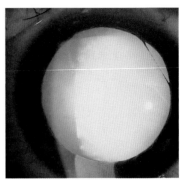

a. 水晶体核の変化	b. 成熟白内障
水晶体核の混濁と硬化がみられる。	白内障が進行し，水晶体が真っ白に混濁している。

▶図5-45　白内障

　水晶体は凸レンズのはたらきをしているので，水晶体を摘出したあとは，それに相当する凸レンズの眼内レンズ[1]（▶111ページ，図5-50）や眼鏡・コンタクトレンズで補わなくてはならない。眼内レンズが挿入された眼を偽水晶体眼（ぎすいしょうたいがん）という。

2 先天白内障　congenital cataract

原因▶　水晶体の先天性混濁で，遺伝によるものと，妊娠中の母体の風疹罹患（ふうしんりかん）など環境によるもの，原因不明のものがある。

症状▶　水晶体の混濁の程度によってさまざまな視力障害がおこる。

治療▶　視力障害が高度であれば手術が行われる。手術をする場合には，弱視の予防のために早期に行う必要がある。

3 外傷性白内障　traumaticcataract

原因▶　水晶体の外傷による。

症状▶　外傷を受けたあと，水晶体が混濁して視力障害をおこす（▶図5-46）。

治療▶　視力障害が高度となれば手術が行われる。

4 併発白内障　complicated cataract

原因▶　眼内の重い病気，すなわちぶどう膜炎・網膜剝離・緑内障などに続発しておこる。水晶体の栄養障害による。

1）眼内レンズの度数を調整することによって，遠くが見える正視にも，近くが見える近視にもすることができる。正視にしたら近くを見るための，近視にしたら遠くを見るための眼鏡が必要になる。どこに焦点を合わせるかは，それまでの屈折状態や生活状況を考慮し，患者と相談したうえで決定する。

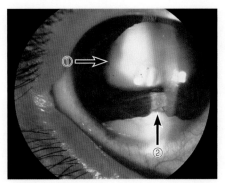

外傷による水晶体の白濁(①)と，虹彩の切断(②)がみられる。

▶図 5-46　外傷性白内障

症状▶　視力障害があらわれる。

治療▶　進行すれば手術が行われるが，原因疾患のために視力が回復しないことも多い。

5　全身疾患に合併する白内障

原因▶　アトピー性皮膚炎や強皮症などの皮膚疾患，糖尿病，ガラクトース血症，筋強直性ジストロフィーなどに合併する。

症状▶　視力障害を生じる。

治療▶　視力障害が高度となれば手術が行われる。

6　後発白内障　secondary cataract

原因▶　白内障手術の後，残した水晶体の後嚢が混濁することによる(▶図5-47-a)。

症状▶　混濁が中央におよぶと，再度視力が低下する。

治療▶　YAG レーザーで後嚢の中央部を切開する(▶図5-47-b)。

7　水晶体偏位　lens dislocation

原因▶　先天性の異常(マルファン症候群，マルケサニ症候群，ホモシスチン尿症)や，外傷により，水晶体の位置が本来の位置からずれた状態になる(▶図5-48)。

症状▶　視力障害，単眼複視が生じる。

治療▶　進行すれば手術が行われる。チン小帯が脆弱なので，手術の難易度は高い。

ⓑ 白内障手術

白内障手術は，混濁した水晶体を摘出するのが目的である。次のような種類がある。

[1] 超音波水晶体乳化吸引術 phacoemulsification and aspiration (PEA)　大多

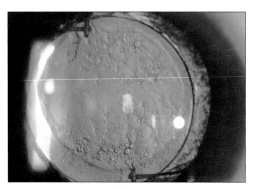
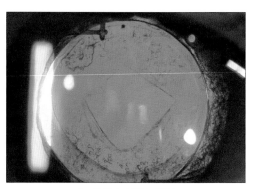

a. 後発白内障
手術により眼内レンズが挿入されており，その奥で
水晶体の後嚢が混濁している。

b. 後発白内障の手術
YAG レーザーで後嚢の中央部分を切開したところ。

▶図 5-47　後発白内障とその治療

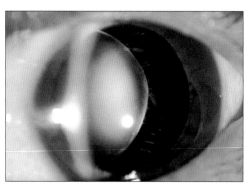

水晶体の位置が本来の位置からずれた状態。視力障害や単眼複視が生じる。

▶図 5-48　水晶体偏位

数の白内障手術は通常この方法による。手術は次の操作で行われる。
①輪部の強角膜切開，②前嚢切開，③超音波で核を破砕して吸引（▶図 5-49-a），
④皮質の吸引，⑤眼内レンズの挿入（▶図 5-49-b）。

　手術後，残った後嚢が濁って視力が障害されるものを後発白内障といい，
YAG レーザーで切開する。

　水晶体は凸レンズのはたらきをしているので，摘出後は眼内レンズ intraocular lens（IOL）の移植が必要である。眼内レンズは合成高分子でできていて，後房レンズと前房レンズがあるが，通常は後房レンズを用いる。眼内レンズには，単焦点眼内レンズのほかに，乱視を矯正するトーリック眼内レンズ，遠近に焦点を合わせる多焦点眼内レンズがある（▶図 5-50）。

　眼内レンズがなにかの事情で使用できなかった場合には，術後，眼鏡または

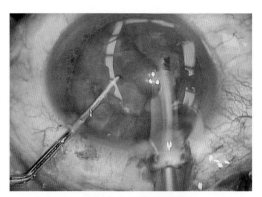 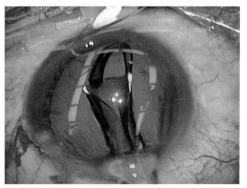

a. 超音波による核破砕吸引
角膜輪部・前嚢を切開し，器具を挿入。水晶体の核を破砕・吸引して取り除く。

b. 眼内レンズの挿入
左図で切開したところから小さく折り曲げた眼内レンズを挿入し，眼内で広げる。

▶**図 5-49　超音波水晶体乳化吸引術**

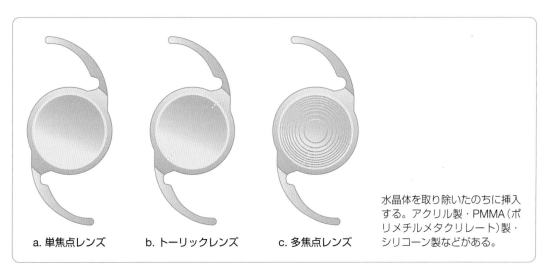

a. 単焦点レンズ　　b. トーリックレンズ　　c. 多焦点レンズ

水晶体を取り除いたのちに挿入する。アクリル製・PMMA（ポリメチルメタクリレート）製・シリコーン製などがある。

▶**図 5-50　眼内レンズ（後房レンズ）**

コンタクトレンズによる矯正が必要になる。

［2］嚢外摘出術 extracapsular cataract extraction（ECCE）　創口^{そうこう}を大きく開け，水晶体の核をそのまま摘出する方法である。白内障が非常に進行し，核がかたくなって超音波での破砕が困難な場合に行われる。

［3］嚢内摘出術 intracapsular cataract extraction（ICCE）　全摘出術ともいう。水晶体の嚢を含めて，水晶体全部を摘出する方法である。冷凍手術装置を用い，水晶体嚢を冷凍して摘出する冷凍摘出法が行われる。チン小帯が断裂しているなど，特殊な症例に行われる。

［4］吸引術 aspiration　小児の水晶体は核がないので，水晶体内容を吸引するだけでよい。

⑨ 緑内障とその手術

ⓐ 緑内障

　緑内障 glaucoma は眼圧が上昇し，視機能が障害される疾患である。急に眼圧が高くなる急性緑内障では，瞳孔が緑色に見えるので，俗に「あおそこひ」といわれている（▶107ページ, 脚注1）。わが国における中途失明原因の第1位である。

　緑内障は眼球における房水の流出路が障害されておこる。房水は隅角（ぐうかく）から流出されるので（▶20ページ, 図2-8），隅角の異常によっておこる。隅角が狭いか広いかによって，緑内障は**閉塞隅角（狭隅角）緑内障**と，**開放隅角（広隅角）緑内障**に分けられる（▶図5-51）。

　臨床的には，眼球に原因疾患がなくておこる**原発緑内障**と，ぶどう膜炎・眼底出血・眼球内腫瘍など，眼球に原因疾患があっておこる**続発緑内障**に分けられる。

1 原発閉塞隅角緑内障　primary angle closure glaucoma

原因▶　虹彩の根もとが前に押し出されて隅角が狭くなり（閉塞隅角），房水の流出が妨げられておこるもので，中高年の女性に多い。閉塞隅角眼では，散瞳薬の点眼によって，次に述べる急性緑内障発作をおこすので注意が必要である。

症状▶　**[1] 急性閉塞隅角緑内障（急性緑内障発作）**　急に眼圧が高くなった状態である。視力は急激に低下し，眼痛とともに，頭痛や吐きけ・嘔吐（おうと）がしばしば合併するので，内科疾患と誤られることがある。他覚所見としては，角膜が浮腫のために混濁し，瞳孔は散大して，結膜の充血も強く，眼圧は非常に高い（▶図5-52）。放置すれば早い時期に失明する。

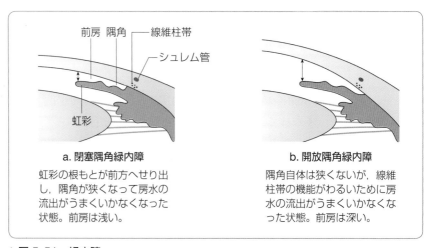

前房　隅角　——線維柱帯

シュレム管

虹彩

a. 閉塞隅角緑内障
虹彩の根もとが前方へせり出し，隅角が狭くなって房水の流出がうまくいかなくなった状態。前房は浅い。

b. 開放隅角緑内障
隅角自体は狭くないが，線維柱帯の機能がわるいために房水の流出がうまくいかなくなった状態。前房は深い。

▶図5-51　緑内障

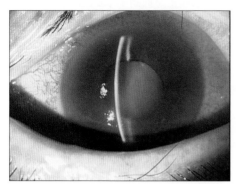

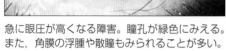
急に眼圧が高くなる障害。瞳孔が緑色にみえる。また，角膜の浮腫や散瞳もみられることが多い。

▶図 5-52　急性閉塞隅角緑内障

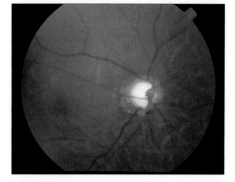
視神経乳頭の陥凹（白い部分）が拡大し，全体に視神経が萎縮している。

▶図 5-53　緑内障（視神経萎縮）

[2] **慢性閉塞隅角緑内障**　慢性の場合にはときどき発作がみられる。重いときには上記のような発作がおこり，軽いときには頭重（ずじゅう）や，軽い眼痛，眼のかすみ，虹視症（こうしし）（▶31 ページ）がある。

治療▶　急性閉塞隅角緑内障に対しては，次のような治療が行われる。

[1] **縮瞳薬の点眼**　ピロカルピン塩酸塩の点眼を行う。瞳孔を縮瞳（しゅくどう）させると，虹彩が中央に引き寄せられて隅角が広くなり，房水の流出が促進される。

[2] **炭酸脱水酵素阻害薬の内服**　アセタゾラミド（ダイアモックス®など）を内服する。毛様体からの房水の産生を抑制する。

[3] **高浸透圧薬の点滴・内服**　D-マンニトールやグリセオール®などの点滴静脈内注射，グリセリンの内服を行う。血清浸透圧を高め，眼圧を低下させる。

[4] **手術**　レーザー虹彩切開術あるいは手術的虹彩切除術が行われる。虹彩の根部付近に穴を開け，前房と後房の通路をつくる（▶115 ページ）。

慢性閉塞隅角緑内障に対しては抗緑内障薬の点眼が行われ，予防的に虹彩切除術が行われる。前房を深くして隅角を広げる目的で，白内障手術が行われることもある。

2 原発開放隅角緑内障 primary open angle glaucoma

原因▶　隅角は狭くないが（開放隅角），その機能がわるく，房水の流出が障害されるもので，慢性に経過する。

症状▶　正常より眼圧のやや高い状態が続いて，そのために視神経が障害され，しだいに視野が狭くなる。放置すると視力も低下し，視神経も萎縮して，ついに失明にいたる（▶図 5-53）。頭重や，軽い眼痛，眼のかすみ，虹視症といった眼圧上昇による症状を訴えることもあるが，このような自覚症状を訴えないことのほうが多い。

治療▶　視神経が障害されないように眼圧をコントロールして，進行を防ぐ。

　[1]**薬物療法**　交感神経に作用して房水産生を抑制するβ遮断薬(チモロールマレイン酸塩〔チモプトール®〕など)やプロスタグランジン製剤(ラタノプロスト〔キサラタン®〕など)，炭酸脱水酵素阻害薬の点眼が用いられる(▶62ページ，表4-1)。

　[2]**手術**　薬物療法で眼圧が正常にならない場合には手術が行われる。手術は濾過手術や房水流出路手術が行われる。

3　正常眼圧緑内障　normal tension glaucoma(NTG)

原因▶　眼圧は正常範囲であるが，視神経が障害され，視野の狭窄がみられるものをいう。視神経の障害をおこさない眼圧には個人差があり，人によっては低い眼圧でも視神経障害をおこすことがある。これを正常眼圧緑内障とよぶ。

症状▶　眼圧が正常であること以外，原発開放隅角緑内障とまったく同じ症状を示す。

治療▶　薬物療法で眼圧を下げるが，視野狭窄が進行するようなら手術を行う。原発開放隅角緑内障に準じる。

4　続発緑内障　secondary glaucoma

原因▶　ぶどう膜炎，副腎皮質ステロイド薬の長期点眼，外傷，眼内腫瘍，網膜疾患などでおこる。

症状▶　眼圧の程度により，前述の閉塞隅角緑内障あるいは開放隅角緑内障の症状をおこす。

治療▶　原因疾患によって，閉塞隅角緑内障あるいは開放隅角緑内障の治療に準じて行う。

5　先天緑内障　congenital glaucoma

原因▶　隅角の形成不全による房水の流出障害である。

症状▶　角膜が混濁するほか，乳児の場合は眼球の伸展性があるため眼球全体が大きくなり，牛眼といわれる状態にもなる。自覚的に，羞明・混濁などの症状がある。

治療▶　房水流出路手術あるいは濾過手術が行われる。

ⓑ 緑内障手術

　緑内障は隅角の状態によって，閉塞隅角(狭隅角)緑内障と開放隅角(広隅角)緑内障とに分けられる。緑内障手術には次のものがある(▶図5-54)。

　[1]**虹彩切除術(イリデクトミー iridectomy)**　虹彩を切除して，前房からの房水の流れをよくする方法で，閉塞隅角緑内障に対して行われる。アルゴンレーザーやYAGレーザーによる方法も用いられる。

　[2]**濾過手術**　眼球壁に穴を開け，房水を眼球の外に出す方法で，開放隅角緑内障に対して行われる。**線維柱帯切除術(トラベクレクトミー trabeculectomy)**

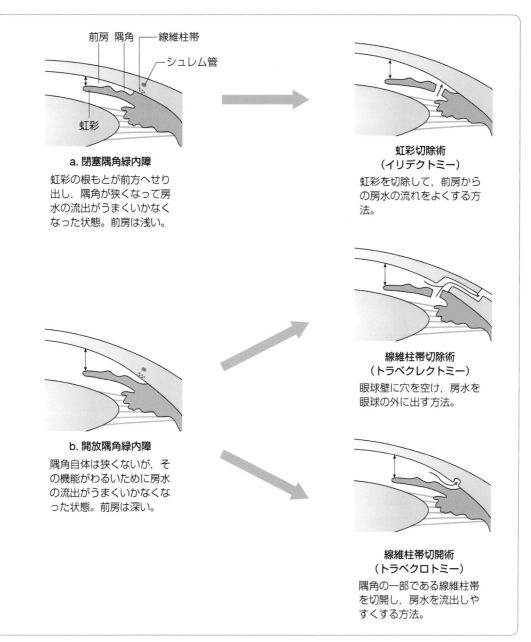

前房　隅角　　線維柱帯

シュレム管

虹彩

a. 閉塞隅角緑内障

虹彩の根もとが前方へせり
出し，隅角が狭くなって房
水の流出がうまくいかなく
なった状態。前房は浅い。

**虹彩切除術
（イリデクトミー）**

虹彩を切除して，前房から
の房水の流れをよくする方
法。

b. 開放隅角緑内障

隅角自体は狭くないが，そ
の機能がわるいために房水
の流出がうまくいかなくな
った状態。前房は深い。

**線維柱帯切除術
（トラベクレクトミー）**

眼球壁に穴を空け，房水を
眼球の外に出す方法。

**線維柱帯切開術
（トラベクロトミー）**

隅角の一部である線維柱帯
を切開し，房水を流出しや
すくする方法。

▶図 5-54　緑内障手術

などがある。

　[3] **房水流出路手術**　房水の流出路[1]である隅角を切開して，房水を流出しや
すくする方法で，開放隅角緑内障に対して行われる。**線維柱帯切開術（トラベ
クロトミー trabeculotomy）**などがある。

1）房水は隅角の線維柱帯を通ってシュレム管に入り，大部分は強膜内静脈叢，一部は房水
　静脈に流れて，眼球外へ流出する。

[4] **チューブシャント術**　チューブ状の装置（インプラント）を埋め込み，房水の排出路を維持することによって，房水を眼球の外に出す方法である。形状・構造によって，バルベルト緑内障インプラントやエクスプレスなどがある。

[5] **毛様体凝固術**　毛様体を冷凍凝固あるいは光凝固してその機能を低下させ，房水の産生を少なくする方法である。ほかの緑内障手術が無効なときに用いられる。

⑩ 眼球・眼窩の疾患

1　全眼球炎 panophthalmitis

原因▶　穿孔性外傷や手術，角膜潰瘍の穿孔によって直接，あるいは身体他部の化膿性病巣から細菌が血行性に転移しておこる。**眼内炎**ともいう。

症状▶　眼痛と視力障害があらわれる。眼瞼・結膜の充血と腫脹がおこり，前房・硝子体に膿がたまる（▶図5-55）。予後は不良で，治療が遅れると失明する。

治療▶　抗菌薬が局所および全身に強力投与される。重症の場合は硝子体手術を行う。

2　眼窩腫瘍 orbital tumor

原因▶　眼窩に原発するほか，副鼻腔など付近の腫瘍組織から波及しておこる。

症状▶　眼球突出があらわれる（▶図5-56）。これに伴って眼球偏位・眼球運動障害・複視がみられることもある。

治療▶　手術によって腫瘍を摘出する。眼窩深部にある腫瘍は，眼窩外壁の骨を外して摘出する。これを**クレーンライン法**という。悪性腫瘍では眼窩の内容を眼球ごと除去し，これを**眼窩内容除去術**という。腫瘍を完全に摘出できないときには，放射線療法を行うこともある。

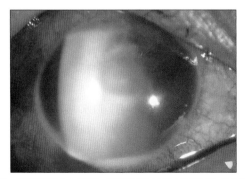

眼瞼・結膜の充血と腫脹，前房蓄膿と強い炎症がみられる。

▶図5-55　全眼球炎

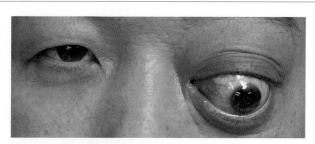
左眼の眼球が突出し，下方に偏位している。

▶図 5-56　眼球突出

3　眼窩蜂巣炎　orbital cellulitis

原因▶　眼窩蜂巣炎は，外傷によって直接，あるいは副鼻腔など付近の組織の化膿性病巣から，細菌が波及しておこる。

症状▶　眼球突出，眼瞼の発赤・腫脹，眼痛・発熱がある。進行すると，髄膜炎・敗血症をおこし，生命の危険がある。

治療▶　抗菌薬が全身的に強力に投与される。

⑪ 視神経・視路の疾患

1　視神経炎（症）　optic neuritis（optic neuropathy）

原因▶　多発性硬化症，視神経を栄養する血管の閉塞（虚血性視神経症），副鼻腔炎，中毒，ビタミン B_1 欠乏症などによっておこる。

症状▶　視力障害と，視野の障害として中心暗点がおこる。眼底変化から次の 2 種類に分けられる。
　　　　［1］乳頭炎　眼球に近い部分の視神経に障害がみられる。眼底には視神経乳頭の発赤・腫脹がみられる（▶図 5-57）。
　　　　［2］球後視神経炎　眼球から遠い部分の視神経に障害がみられる。初期には眼底に異常はないが，のちに視神経萎縮をおこす。

治療▶　原因疾患に対する治療が行われる。原因不明の場合には副腎皮質ステロイド薬の全身投与が行われることがある。

2　うっ血乳頭（乳頭浮腫）　choked disc

原因▶　脳腫瘍などで頭蓋内圧が上昇したときにみられる。

症状▶　眼底は視神経乳頭が発赤・腫脹し，隆起する（▶図 5-58）。視力は良好で，視野ではマリオット盲点（▶17 ページ）が拡大する。うっ血乳頭が長く続くと視神

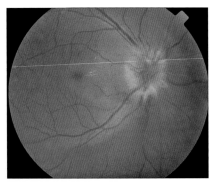

視神経の炎症で，この症例は乳頭炎とよばれる，眼球に近い部分の視神経に障害がみられるもの。眼底には視神経乳頭の発赤・腫脹がみられる。

▶図 5-57　視神経炎

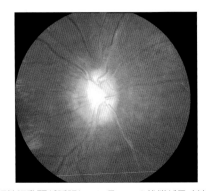

視神経乳頭が腫脹している。この状態が長く続くと，視神経萎縮が生じる。

▶図 5-58　うっ血乳頭

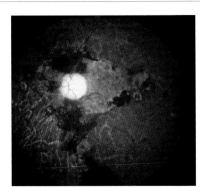

視神経乳頭が白くなっている。視神経炎などでおこる。

▶図 5-59　視神経萎縮

経萎縮となって，視力も低下する。

治療▶　原因疾患に対する治療が行われる。

3　視神経萎縮 optic atrophy

原因▶　視神経炎・うっ血乳頭・緑内障・網膜色素変性・遺伝などでおこる。

症状▶　視神経乳頭が蒼白となり，視力が低下する（▶図 5-59）。

治療▶　原因疾患に対する治療が行われる。

4　視路の疾患

原因▶　脳腫瘍・脳動脈瘤・脳出血・髄膜炎・頭部外傷などの脳疾患で視路が障害されることによっておこる。

症状▶　半盲（▶29 ページ）と視力障害がみられる。

[1] **視交叉の障害**　両耳側半盲をおこすことが多い。視交叉の中央部がおかされると，両眼の視神経の内側半分が障害されるので，視野では両眼の外側半分が欠損する。これが両耳側半盲である（▶29ページ，図3-2-a）。視交叉は下垂体の上部にあるので，下垂体の腫瘍のときに圧迫されて，両耳側半盲を生じやすい。

[2] **視索・外側膝状体・視放線・大脳後頭葉の障害**　同名半盲をおこす。たとえば，右の視索がおかされると，右眼網膜の外側半分と左眼網膜の内側半分からの視神経の線維が障害されるので，視野では両眼の左側半分が欠損する。これを左側同名半盲という。左の視索がおかされると，同じように，視野では両眼の右側半分が欠損する。これを右側同名半盲という（▶29ページ，図3-2-b）。

治療▶　原因疾患に対する治療が行われる。

C 外傷

① 化学的損傷

原因▶　酸・アルカリが眼に入った場合におこる。

症状▶　酸・アルカリは組織を凝固し，あとに眼球・眼瞼の瘢痕癒着を残す。これにより角膜が障害されると，混濁によって著しい視力障害を生じる。とくに，アルカリは眼球内に浸透するため予後は不良である。

治療▶　ただちに大量の水で十分に洗眼する。少なくとも 2,000 mL の水で，20 分以上続ける。洗眼のあと，抗菌薬による感染予防と，副腎皮質ステロイド薬による消炎を行う。

② 異物

[1] **結膜異物**　上眼瞼結膜にあることが多い。眼瞼結膜に異物があるときに眼をこすると角膜を傷害するので，こすらないようにする。ふき綿の先や鑷子で除去する。

[2] **角膜異物**　点眼麻酔をして，細隙灯顕微鏡下または仰臥位で，異物針を用いて除去する。術後に細菌感染をおこさないように，抗菌薬の眼軟膏を点入する（▶図5-60）。

[3] **眼球内異物**　作業中に鉄のかけらが眼内に飛入した鉄片異物が最も多い。鉄片異物はX線撮影を行って，その存在と位置を確認し，摘出する。鉄片異物の眼内飛入の場合は，MRIは禁忌である。

　眼球内異物のときには，異物が飛入した部分の障害のほか，次の危険があるので注意する。これらはいずれも失明につながる。

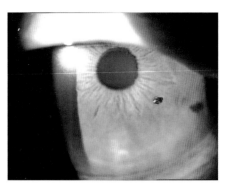

角膜上に異物が入った状態。

▶図5-60　角膜異物

(1) 細菌感染によって全眼球炎をおこす(▶116ページ)。
(2) 交感性眼炎をおこす(▶98ページ)。
(3) 鉄・銅の場合は眼内に浸透し，化学変化によって網膜変性をおこす。

③裂傷

[1] **眼瞼裂傷**　眼瞼皮膚ばかりでなく，瞼板・上眼瞼挙筋の裂傷の有無に注意する。もし，これらがあるときには，縫合を行わないと，あとになって醜形(しゅうけい)や眼瞼下垂(▶86ページ，図5-12)を残す。

[2] **涙小管断裂**　眼瞼鼻側の裂傷の際には，涙小管が切断されることが多い。涙小管縫合が行われないと，患者は以後一生，流涙に苦しむ。

[3] **眼球穿孔性外傷**　角膜・強膜が穿孔した場合で，次の合併症がおこる危険がある。これらはいずれも失明につながる。

(1) ぶどう膜・硝子体・水晶体などの眼球内容が脱出する。
(2) 細菌感染によって全眼球炎をおこす。
(3) 交感性眼炎をおこす。
(4) 水晶体が傷害されると外傷性白内障をおこす(▶108ページ)。

　脱出した眼球内容の切除と眼球壁の縫合を行い，抗菌薬を全身的・局所的に投与する。外傷性白内障には水晶体摘出術が行われる。

④打撲

[1] **出血**　眼瞼皮下出血・結膜下出血(▶88ページ，図5-14)は外からすぐわかり，視力も障害されないが，前房出血(▶図5-61)・硝子体出血・網膜出血では視力障害がおこる。安静にさせるとともに，止血薬の投与が行われる。

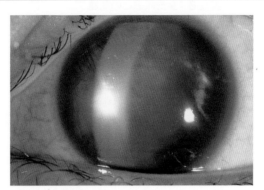
前房部の出血で，外傷などによりおこる。

▶図 5-61　前房出血

[2] **骨折**　視神経管骨折では視力障害がおこり，眼窩骨折では眼球運動障害をおこし複視がみられる。骨折が証明されれば手術が行われる。

⑤ 熱傷

原因▶　火炎・花火・熱湯・蒸気などによりおこる。

症状▶　角膜では潰瘍・混濁，眼瞼では皮膚の熱傷と同じような症状があらわれる。

治療▶　冷水で十分に洗眼する。

⑥ 物理的損傷

[1] **紫外線**　電気溶接(電気性眼炎)，スキー・冬山登山(雪眼炎，雪目)などで，紫外線に眼がさらされてから 10 時間くらいすると，急に眼痛・羞明・流涙があらわれる。また，角膜炎がみられる。

　治療としては，角膜保護薬と抗菌薬の点眼，鎮痛薬の内服が行われるが，あらかじめ遮光眼鏡をかけて予防することが望ましい。

[2] **放射線**　放射線に眼がさらされてから数年すると，白内障・角膜炎があらわれ，視力が障害される。

D｜全身疾患との関連

　全身疾患で眼症状をおこすものは数多いが，主要なものをまとめて表示すると表 5-3 のようになる。

▶表5-3 全身疾患との関連

系統	疾患	眼症状
循環器疾患	高血圧症 動脈硬化症	} 網膜血管の変化，網膜出血・硝子体出血
血液疾患	白血病 貧血	網膜出血・眼球突出 網膜出血
内分泌・代謝疾患	糖尿病 バセドウ病	網膜出血・硝子体出血・白内障 眼球突出・眼筋麻痺
ビタミン欠乏症	ビタミンA欠乏症 ビタミンB₁欠乏症 ビタミンB₂欠乏症	夜盲・眼球乾燥症 視神経炎 角膜炎
脳・神経疾患	脳腫瘍 脳動脈瘤 脳出血	} 視神経・視路の疾患，眼筋麻痺・瞳孔異常
感染症	梅毒 結核 淋病 トキソプラズマ症 風疹	角膜実質炎・ぶどう膜炎 ぶどう膜炎 結膜炎 ぶどう膜炎 白内障
膠原病	全身性エリテマトーデス 関節リウマチ サルコイドーシス シェーグレン症候群 ベーチェット病	網膜出血 ぶどう膜炎・強膜炎 ぶどう膜炎 乾性角結膜炎 ぶどう膜炎
皮膚粘膜眼症候群	スティーブンス-ジョンソン症候群	結膜障害・角膜障害
耳鼻咽喉疾患	副鼻腔疾患 中耳炎	眼球突出・視神経炎・眼筋麻痺 眼筋麻痺

▌ゼミナール
復習と課題

❶ 近視・遠視・乱視および老視の定義とその矯正法について述べなさい。

❷ 色覚異常の遺伝について述べなさい。

❸ 代表的なぶどう膜炎をあげなさい。

❹ 白内障の種類・治療について述べなさい。

❺ 緑内障の種類と，それぞれに対する治療法をまとめなさい。

参考文献
1）大鹿哲郎：英和・和英眼科辞典．医学書院，1998．
2）小口芳久ほか編：眼科検査法ハンドブック，第4版．医学書院，2005．
3）日本眼科学会編：眼科用語集，第6版．日本眼科学会，2017．
4）本田孔士編：目でみる眼疾患．文光堂，2009．
5）丸尾敏夫ほか編：眼科学，第2版．文光堂，2011．

推薦図書
1）坪田一男・大鹿哲郎編：TEXT眼科学，第3版．南山堂，2012．
2）丸尾敏夫：NEWエッセンシャル眼科学，第8版．医歯薬出版，2014．
3）山本修一・大鹿哲郎編：講義録 眼・視覚学．メジカルビュー社，2006．

眼

▼

第 **6** 章

患者の看護

A 疾患をもつ患者の経過と看護

　ここでは中途失明原因疾患の１位である緑内障を発症した患者の看護について述べる。緑内障と診断を受けてから，①治療を開始し，経過観察を行う時期を慢性期，②眼圧のコントロール不良により視野異常が進行し，手術を行う時期を急性期(周術期)，そして③手術後を回復期として，各期の看護のポイントを述べる。各期の経過に提供される医療とその看護を通じて患者の全体像を学び，具体的な看護の実践にいかしてほしい。

① 慢性期の患者の看護

　緑内障は生涯にわたり治療を継続する必要のある疾患であり，眼科慢性疾患の代表ともいえる。治療は一般的に１種類の点眼薬から開始され，適切な眼圧の維持を目的とする。目標眼圧に到達しない場合は，点眼薬を変更したり別の点眼薬を併用したりすることで眼圧のコントロールを行う。また，視野欠損が進行していないかなどの経過観察のために定期的な診察や視野検査を行う必要がある。

　治療にあたっては，点眼薬の確実な投与が重要である。このため，慢性期の看護においては，患者が正しく点眼手技を行うことができ，効果的な点眼ができているか，回数はまもれているかなどを確認し，指導を行う。さらに，定期的な診察の必要性を理解できているかなど，患者の病識の程度も確認して援助を行っていく。

慢性期　緑内障により眼圧コントロールを行っている A さん

A さんの 急性期 ▶126 ページ，回復期 ▶128 ページ

　A さん，59 歳男性。妻と２人暮らしで，子どもはいない。大手出版会社の総務課に 60 歳の定年まで勤め，その後はパートタイマーとして勤務を続ける予定である。趣味は友人との海釣りで，既往歴はない。

　定年退職を前に，健康を大切にこれからもがんばってほしいという妻のすすめで，人間ドックを受けることにした。眼科だけが要受診の指示があり，「視神経陥凹」を指摘された。「シシンケイカンオウ」の意味がわからなかったが，調べてみたら緑内障の疑いとあった。近くの眼科で検査を行った結果，開放隅角緑内障と診断され，自覚はないものの，左眼の視野が狭くなっていることがわかった。A さんはこれまで眼の病気とは無縁であったため，緑内障という診断に驚き，また緑内障は失明する病気だという印象があったため，目が見えなくなり仕事を続けられなくなるのではないかと不安を感じた。医師から疾患の説明を受けたあと，「40 歳代以上の 20 人に 1 人は緑内障だという統計があり

ます。症状がないのでこのような人間ドックで気がつくことが多く，Aさんはラッキーですよ。点眼治療と定期的に検査をして進行していかないように経過をみていきましょう」と言われ安心した。また，点眼により眼圧をコントロールすることで進行を遅らせることができると聞き，目薬をするだけで失明を防げるのでよかったと思った。

　診断後より治療が開始され，プロスタグランジン関連薬を夜の入浴前に1回点眼することとなった。しかし，簡単だと思った点眼治療が，仕事で帰りが遅くなった日などは忘れてしまうことが多く，定期診察では眼圧が高くなっていることがあった。視野障害の進行もみられたため，定期受診の際に看護師が点眼状況を確認した。Aさんの点眼手技に問題はなかったため，入浴前に点眼を忘れないように，脱衣所に点眼用のカレンダーをおきチェックすることや，忘れた場合は翌朝の洗顔前に点眼するという指導を行った。

　帰宅後，妻に相談すると小さなカレンダーにペンをひもでつけて浴室においてくれた。点眼をするたびにチェックをするようにしたところ，点眼を忘れる回数が減り，眼圧も安定するようになった。その後もAさんは定期受診と点眼治療を継続している。

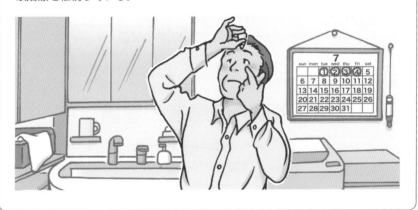

●**看護のポイント**

[1] **点眼指導**　点眼手技と点眼回数が正しくまもられないことで，眼圧コントロールが不安定になる。外来受診時に患者に点眼を施行してもらい，点眼手技と注意事項が正しくまもられているかを確認し，指導を行う。また，点眼の副作用により充血や羞明（しゅうめい），暗く見える，色素沈着などの症状が出現することがある。副作用によって点眼継続が困難な場合もあるため，症状を確認して医師に情報提供を行う。点眼法を受ける患者の看護▶150ページ

[2] **病態の把握と病識の確認**　視力・眼圧値の推移や，視野欠損の状況を把握し，点眼治療が効果的に行われているか判断する。また，病識の程度を確認する。緑内障は無症状であっても，点眼や定期的な診察が必要であることなどを理解してもらい，適切な治療が継続できるように指導する。家族の理解や協力も必要である。喘息や心疾患の内服治療を行っている場合は，点眼薬の変更が

必要な場合があるため，申告するよう促す。

緑内障の患者の看護▶168ページ
外来受診時の看護▶157ページ

[3] **日常生活における注意**　大量の飲水やうつむきの姿勢，頭を下に向けた状態は眼圧の上昇をまねく可能性があるため控える。ネクタイやマフラーなどを首にきつく巻くことも同様である。そのほか規則正しい生活を行うことなど，注意事項について理解をはかる。

緑内障の患者の看護▶173ページ

[4] **精神的援助**　緑内障を必ず失明する疾患と思い込み，不安をいだく患者は少なくない。また無症状であることが多いため，点眼を忘れてしまいがちである。患者の病識や社会的な背景，自己管理能力を考慮しながら，治療の継続ができるよう精神的な援助を行っていく。

緑内障の患者の看護▶173ページ

本章で取り上げる慢性期患者の看護

緑内障を含む眼科慢性疾患の看護の理解を深めるため，本章では以下の疾患について看護を解説している。

▶緑内障の患者の看護(168ページ)
▶糖尿病網膜症の患者の看護(177ページ)
▶フォークト-小柳-原田病の看護(186ページ)

---

② 急性期（周術期）の患者の看護

点眼治療の効果が不十分で，眼圧コントロールが不良であり，視野欠損の進行がみられる場合に手術適応となる。緑内障の手術には，眼球壁の一部を切り取る線維柱帯切除術（トラベクレクトミー）や，隅角の一部を切開する線維柱帯切開術（トラベクロトミー），専用のインプラントを用いて新たな流出路を作成するチューブシャント手術などがある。いずれも，房水の流れを改善することによって眼圧の下降をはかるものである。

急性期の看護においては，患者の入院生活の適応をはかるとともに，入院手術に対する受容度を確認し，必要な援助を行っていく。手術後は感染や合併症の予防に努め，眼圧値や所見をもとに手術の効果を確認する必要がある。

急性期(周術期)　線維柱帯切除術（トラベクレクトミー）の手術を受けるAさん

Aさんの 慢性期 ▶124ページ，回復期 ▶128ページ

Aさんは定期的な通院と点眼治療を継続していたが，治療開始から7年がたち，眼圧のコントロールができなくなった。そのため点眼薬にβ遮断薬が加わり，さらに，眼圧のコントロールがわるい左眼にはROCK阻害薬も追加された。

しかし，左眼の視野欠損はさらに進行してしまったため，かかりつけ医の紹

介により大学病院で診察を受けたところ，左眼に線維柱帯切除術を受けること
をすすめられた。手術の可能性についてはすでにかかりつけ医から聞いてはい
たが，そこまで症状が進行していたことにショックを受けた。また，手術後は
コンタクトレンズが使用できなくなるという説明を受けて，趣味の釣りの際に
不便になることを残念に思った。コンタクトレンズが使えなくなることはＡ
さんにとっては重要な問題だったが，妻に相談したところ，見えることと釣り
とどちらが大切なのかと言われ，手術を受けることを決めた。

　Ａさんは手術前日に入院し，手術までに行われる検査や，手術後の眼帯貼
用に関する説明を受けた。手術後は感染徴候もなく，眼圧値も適正であった。
眼痛やかすみ感などの自覚症状もなかったが，左眼に眼帯を着用したときに右
眼の見えづらさに気がついて驚いた。看護師に伝えたところ，両眼で見ている
と互いに見えない部分をカバーするので，視野異常に気がつかないことがある
と説明され，納得した。また，入院中は眼帯により見え方がかわるため注意を
すること，必要があればナースコールをするよう促された。Ａさんは見えづら
さに留意して気をつけて生活し，入院中は安全に過ごすことができた。

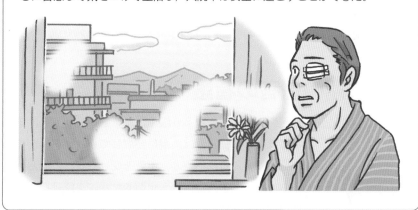

● 看護のポイント

[1] **手術と検査に関する説明**　入院の短期化に伴い，手術についてのイン
フォームドコンセントや眼科的な検査，全身検査は通常，全て外来で行われる。
看護においても，入院生活や手術についての説明は外来看護師によって行われ
ることが多く，外来看護師との情報共有による継続看護を行う。

[2] **異常の早期発見**　緑内障手術後の合併症として，感染症の発症や一過性の
高眼圧あるいは低眼圧があげられる。内服薬や点眼薬の確実な投与により感染
防止に努め，手術後の眼所見や眼圧値を把握し，異常の早期発見を行う。眼症
状としてかすみ感が出現することもあるので，注意して観察を行う。

病棟との連携▶158 ページ
手術直後の看護▶161 ページ

[3] **危険防止**　手術後は，視野異常や入院による環境の変化に伴う危険因子に
加え，片眼帯貼用により視野が狭くなるため，危険が高まる。見え方が変化し，

転倒の危険性があることについて説明を行い，患者の自覚を促す。また，手術前後の患者の日常生活動作(ADL)の変化に注意し，環境整備を徹底する。適切な誘導や介助により安全な入院生活を送れるよう援助する。

他職種との連携▶189ページ

[4] **精神的援助**　患者は，手術により眼圧コントロールが良好になることを期待する。このため，手術後の経過や眼圧値に一喜一憂することが多い。患者の心理状態を理解し，不安や思いが表出できるようなコミュニケーションや，環境づくりが必要となる。

本章で取り上げる急性期(周術期)患者の看護

　眼科の急性期(周術期)看護については，第6章Fの手術を受ける患者の看護に詳しく解説をしている。また，第6章Gの疾患をもつ患者の看護においても，各疾患における手術前後の看護を解説しているので参照されたい。

▶**手術を受ける患者の看護**(157ページ)
▶**疾患をもつ患者の看護**(164ページ〜189ページ)

---

③ 回復期の患者の看護

　回復期とは，手術により眼圧がコントロールされ，感染徴候もなく退院できる状態である。緑内障は両眼に発症しているケースが多いため，手術をしていない眼に対する点眼治療と，手術を受けた眼の点眼治療の両方を継続する必要がある。このため，退院後も定期的な通院を続けなくてはならない。

　回復期の看護では，患者の緑内障に対する病識を再確認し，補足の必要があれば指導を行っていく。手術後は点眼薬の種類や点眼の頻度などがかわるため，これらの理解度の確認も行い，継続した治療が行えるよう援助していく。回復期を経過して，眼圧が安定して眼の状態が落ち着いたあとは，再び慢性期に移行し，治療が継続されていく。

回復期　**手術後から退院にいたるまでのAさん**

Aさんの **慢性期** ▶124ページ，**急性期** ▶126ページ

　手術後は感染や眼圧の変動もなく良好に経過し，手術を受けた左眼に対しては，新しくニューキノロン系抗菌薬とデキサメタゾン製剤の2種類の点眼薬が処方された。手術前に両眼に施行していた2種類の点眼薬は右眼のみ継続され，Aさんは全部で4種類の点眼薬を行うことになった。

　退院を前に，看護師からAさんと妻に，点眼や手術後の生活における注意事項の説明を行った。Aさんは緑内障について正しい理解と病識をもっており，点眼手技にも問題はなかったが，間隔を空けずに複数の点眼を行っていたこと

がわかった。各点眼に5分程度間隔を空ける必要があることを説明すると，「時間がかかりすぎる」と困った表情を見せたが，左眼はひと月程度の点眼ですむことを説明して納得が得られた。今後も定期的な受診が必要であることについても理解を得られ，妻からは協力体制がしっかりしていることが確認できた。

　数日後，ナースステーションを訪れた妻から，Aさんのコンタクトレンズ着用についての相談があった。手術後はコンタクトレンズの使用を控えるようにと説明があったが，趣味の海釣りには眼鏡では不便であるため，なんとかしてあげたいとのことであった。治療を続ける上では生活の質（QOL）を維持することも大切であり，また妻のAさんに対する思いやりも理解できたため，看護師から担当医に連絡し，面談を行うこととした。Aさんと妻，医師，看護師の4人で面談を行った結果，手術後の経過をみてハードコンタクトレンズを処方することとなった。また，経過が良好で手術後6か月を過ぎたら，ソフトコンタクトレンズの使用も許可されることとなり，Aさんは退院後の生活を前向きにとらえられるようになった。

　その後Aさんは無事に退院を迎え，定期的な手術後診察を受けながら良好に経過している。

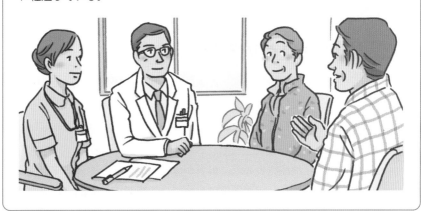

● 看護のポイント

[1] **治療継続の必要性についての理解**　緑内障では手術を行っても一度失った視野が戻ることはない。また，術後の経過が良好であっても定期的な通院が必要である。加えて，治療を継続するなかで眼圧コントロールが不良となり点眼を再開することや，場合によっては再手術となるケースもある。緑内障が生涯付き合っていく疾患であることを再認識できるよう，病識の程度や点眼手技・回数の確認などを行い，退院前に援助を行う。

緑内障の患者の看護 ▶ 168 ページ
退院時の看護 ▶ 163 ページ

[2] **退院後の生活に対する留意点**　医師から緑内障の状況や今後の治療方針などの情報を得て，日常生活の注意事項などを含めて指導を行っていく。治療継

続には家族の理解と協力が必要であり，家族を含めて指導を行うことが望ましい。

継続看護▶189 ページ

[3] 社会復帰に対する支援　治療を継続するためには，定期的な通院と検査，点眼薬の処方が不可欠である。患者が就業している場合は，**ノーマライゼーション***の考えに基づき支援を行い，職場から理解が得られ勤務の調整などを受けられるようにする。また，QOL を維持しながら治療を継続していくためには，患者の現状に関する家族の理解も重要である。治療継続のための環境を整えるよう家族にも協力を依頼する。

医療機関と地域の連携▶190 ページ
ロービジョンケア▶191 ページ

> *ノーマライゼーション
>
> 　障害者であっても，障害のない者と同じ地域で同じように生活を送ることができるように環境を整えていこうとする，社会福祉における基本的な考え方。

本章で取り上げる回復期患者の看護

　眼科の回復期の看護についても，第 6 章 F の手術を受ける患者の看護に詳しく解説をしている。また，第 6 章 G の疾患をもつ患者の看護においても，各疾患における手術前後の看護を解説しているので参照されたい。

▶**手術を受ける患者の看護**(157 ページ)

▶**疾患をもつ患者の看護**(164 ページ〜189 ページ)

---

④ 患者の経過と看護のまとめ

　緑内障患者は，A さんのように無症状の状態で人間ドックや健康診断で指摘を受け，眼科受診後に治療を開始する患者がほとんどである。一方で，このような機会に恵まれず，気がついたときにはかなり進行した状態となっている患者もいる。

　無症状の場合，患者が点眼の必要性を十分に理解することが重要となる。このため，点眼指導においては，患者の社会的背景を含めた点眼状況もアセスメントし，手技とともに指導する必要がある。

　点眼を継続しても眼圧コントロールが不良であった場合には，手術治療が行われる。A さんは手術後の経過が良好であったが，手術をしても眼圧コントロールが安定しない場合は，再手術や頻回の外来通院が必要となることもある。さらに，手術に伴う眼圧の上昇や低下によって合併症を生じる場合もある。そのため，看護師は診察所見を理解し，眼症状の観察を行って異常の早期発見に努めていくことが重要である。

　A さんが今後高齢となり，緑内障の悪化により視野の狭窄など視機能の低下をきたした場合，ADL の制限や QOL の低下が生じる。高齢となっての見えない生活が，いかに大変であるかは想像するにあまりある。また，近年の高齢化社会を背景に，老年期の緑内障患者の定期診察や点眼管理は，本人だけではむずかしいことも珍しくない。家族を含めた疾患管理はもちろんであるが，社会資源の活用やケースワーカーとの連携を行うことも重要である。

なお，緑内障に限らず，治療のかいなく失明にいたった場合の看護や，継続看護については「失明をした患者の看護(▶190 ページ)」で述べる。

Aさんの経過のまとめ

❶ 慢性期
- 人間ドックで眼科精密検査を指示され，眼科での検査により開放隅角緑内障と診断される。
- 点眼治療を開始。点眼を忘れてしまうことがあり，眼圧コントロールが不良となる。
- 点眼方法について看護師から指導を受け，家族の協力もあり点眼管理ができるようになる。眼圧コントロールも良好となり，治療を継続する。

❷ 急性期
(周術期)
- 点眼の種類を増やしても左眼の眼圧がコントロールできなくなり，視野狭窄が進行する。
- 大学病院で線維柱帯切除術(トラベクレクトミー)を受ける。
- 手術後にソフトコンタクトレンズの使用ができなくなることを残念に思う。
- 手術後は合併症もなく，適正な眼圧値で経過する。

❸ 回復期
- 順調に回復し，退院の予定となった。
- 退院前に点眼指導を受け，点眼方法を再確認する。
- 妻がコンタクトレンズの使用について看護師に相談する。Aさんと妻，医師，看護師で面談し，コンタクトレンズの使用が許可される。

B 症状に対する看護

　眼疾患によりおこる眼症状は，視機能に関連したものと関連しないものに大別される。1つの疾患から出現する症状は多様であるため，眼科における症状別看護においては，各症状の関連性を学び，それらの症状から，どのような看護の展開が考えられるかを理解することが重要である。

① 視機能に関連した症状の看護

　視機能，すなわち見る機能になんらかの障害をきたすと，患者は安全を確保することが困難となり，恐怖感や，「このまま回復しなかったり，重篤な疾患だったらどうしよう」という不安におそわれる。症状や不安の程度に違いがあっても，患者がこのような状況にあることを理解したうえで看護にあたる。

1 視力障害のある患者の看護

原因▶　透光体(角膜・水晶体・硝子体など)の混濁，眼底疾患，視神経・視路疾患，緑内障，屈折・調節の異常，弱視，外傷，ヒステリーなど(▶28 ページ)。

観察のポイント▶　(1) 視力障害の程度
　　　　　　　　(2) 発症の時期と経過

　　　　　　　　　　(3) 眼疾患既往の有無

　　　　　　　　　　(4) 随伴症状の有無

　　　　　　　　　　(5) 全身疾患の有無

看護のポイント▶　視力障害の程度や発症後の経過，原因となる疾患によって，患者の日常生活動作 activities of daily living（ADL）に及ぼす影響が異なるため，十分な情報をもって対応にあたる。視力障害をもつ患者の看護において問題となるのは，危険回避能力の低下である。それに伴う恐怖感や不安によって，生活範囲が狭くなり，精神的なストレスをかかえイライラしたり，無気力な状態となったりする。

　　　看護にあたっては，適切な誘導および介助により事故防止に努め，つねに診察室や病室の環境を整えておく。精神的な援助として，患者への声かけを十分に行い，手を握りながらコミュニケーションをはかるなどして，信頼関係の確立に努める。

2　視野異常のある患者の看護

　　　　　　　原因▶　網膜・視神経・視路疾患，緑内障末期など（▶28 ページ）。

観察のポイント▶　(1) 視野障害の範囲と程度

　　　　　　　　　　(2) 発症の時期と経過

　　　　　　　　　　(3) 全身疾患の有無

　　　　　　　　　　(4) 随伴症状の有無

看護のポイント▶　視野が狭くなると，見えている部分の視力がよくても，視野に入るまでは物を認識できないため，視力障害とは異なった危険を伴う。看護師は患者の視野に入って対応することや，適切な誘導および介助により事故防止に努めていく必要がある。視野が狭いと，安全確認に時間がかかり，動作や行動が緩慢になるため，患者のペースに合わせた援助をしていく。

3　夜盲のある患者の看護

　　　　　　　原因▶　網膜色素変性，ビタミン A 欠乏症など（▶30 ページ）。

観察のポイント▶　(1) 視力や視野の状態

　　　　　　　　　　(2) 両眼か片眼か

　　　　　　　　　　(3) 食生活の状態

看護のポイント▶　夜盲は，暗い所で物が見えにくくなる障害である。近年，食生活の改善により，ビタミン A 欠乏症に起因する夜盲はまれとなっている。しかし，網膜色素変性では夜盲が著明であるため，暗室での診察時には危険防止に留意し，適切な誘導を行い援助していく。また，夜間は外に出ない，夜は電気をつけてから行動するなど，日常生活上の危険防止策についても，指導を行う必要がある。

4 複視のある患者の看護

原因 ▶ 眼筋麻痺，乱視，水晶体偏位，眼窩骨折など（▶31 ページ）。

観察のポイント ▶ (1) 眼位の異常の有無

(2) 発症の時期と経過

(3) 原因疾患と治療の状況

(4) 随伴症状の有無

看護のポイント ▶ 物が二重に見える複視は，つねに酩酊状態にあるような感覚といわれ，患者はつよい苦痛を感じる。片眼帯により複視が消失する場合は，貼用するとよい。危険防止に留意し，誘導や介助を行う。

　まれに，頭蓋内病変により複視が出現することもある。原因検索のために，頭部 CT 検査や脳神経外科での診察が行われる場合は，適切に検査の説明を行い，患者の不安を増強させないように配慮する。

5 飛蚊症のある患者の看護

原因 ▶ 網膜剝離，硝子体疾患などのほか，生理的にも出現する（▶31 ページ）。

観察のポイント ▶ (1) 両眼か片眼か

(2) 発症の時期と経過

(3) 眼疾患既往の有無

(4) 随伴症状の有無

看護のポイント ▶ 飛蚊症は，硝子体の混濁が網膜に影を落とすためにおこる症状である。蚊のような小さいものが飛んでいるように見えるため，患者はうっとうしさと不安を訴えることが多い。

　生理的に出現している場合には，その旨を説明して不安の軽減をはかる。網膜剝離や硝子体疾患が原因で出現している場合は，検査や経過観察が必要となる。適切な説明により，継続した治療が可能となるよう援助する。

6 虹視症のある患者の看護

原因 ▶ 眼圧の上昇，表層角膜炎など（▶31 ページ）。

観察のポイント ▶ (1) 発症の時期と経過

(2) 眼痛や頭痛の有無

(3) 随伴症状の有無

看護のポイント ▶ 虹視症は，照明のまわりに虹のような輪が見えるもので，角膜炎によって生じている場合は，点眼治療を行う。感染性の角膜炎が原因である場合は，感染防止に留意する。また，眼圧の上昇によっても虹視症が生じる場合がある。そのため，緑内障を疑う患者や緑内障で治療中の患者が虹視症を訴えたときには，眼圧値や眼痛・頭痛などの観察を行う。

② 視機能に関連しない症状の看護

　視機能自体に異常がなくても，以下に述べる充血や流涙，眼脂などの症状は，実にわずらわしく，不快感を伴い，日常生活を妨げる原因となる。症状による患者の不自由を理解し，患者の立場にたった看護が望まれる。

1 充血のある患者の看護

原因▶　結膜・角膜・強膜・ぶどう膜疾患，急性緑内障発作など(▶32ページ)。

観察のポイント▶ (1) 両眼か片眼か
(2) 眼球結膜や眼瞼結膜の状態
(3) 充血の色調と程度
(4) 随伴症状の有無
(5) 発症の時期と期間
(6) 眼疾患既往の有無
(7) 外的要因の有無(コンタクトレンズの使用，打撲，異物や薬品の飛入，外傷など)

看護のポイント▶　充血は，結膜充血と毛様充血に大別される(▶32ページ，図3-4)。

　結膜充血で眼脂を伴う場合は，細菌やウイルス感染によるものが多い。ウイルス感染では流涙を伴う。流行性角結膜炎では，病原ウイルスの感染力が強いため，十分な感染防止策が必要となり，患者の診療には万全の注意を要する。同じウイルス感染による結膜炎でも，急性出血性結膜炎は，全体的な充血と点状の球結膜下出血の両方を伴う。

　アレルギーによる結膜充血の場合は，瘙痒感や眼脂を伴う。両眼に発生し，春や秋におこりやすいなど，季節との関連が深いことが多い。かゆみのため眼を強くこすることで症状が悪化するので，こすらないよう指導を行う。

　毛様充血は，角膜・強膜・ぶどう膜の炎症や，急性緑内障発作などの重篤な眼疾患の症状として出現していることもあるため，すみやかに治療が行われるよう援助する。

　また，充血とは異なるが，結膜下出血(▶88ページ，図5-14)がおこると結膜に限局して血液が貯留し，一見して非常に目だつ場合がある。とくにほかの症状を伴わなければ1〜2週間くらいで消失することを説明し，不安の軽減をはかる。

2 流涙のある患者の看護

原因▶　涙点・涙小管・涙嚢・鼻涙管の閉塞または狭窄，眼の異物，炎症など(▶32ページ)。

観察のポイント▶ (1) 両眼か片眼か
(2) 発症の時期と流涙の程度

(3) 随伴症状の有無

(4) 睫毛内反や睫毛乱生の有無

(5) 外的要因の有無(コンタクトレンズの使用，打撲，異物や薬品の飛入，外傷など)

看護のポイント▶　たびたび涙があふれて，ふかなくてはいけないような状態は，思いのほかわずらわしく，不快なものである。こうした患者の精神的な苦痛を考慮したうえで援助する。感染性の疾患が原因の場合は，他者への感染と二次感染防止のために，涙をふく際はティッシュペーパーなどを利用し，ふいたあとは捨てるよう指導する。涙小管疾患により流涙を訴える場合は，涙嚢洗浄や涙管ブジーを定期的に施行することが多い。適切な援助により，苦痛の軽減に努める。

3 眼脂のある患者の看護

原因▶　感染症やアレルギーによる結膜疾患など(▶33ページ)。

観察のポイント▶ (1) 両眼か片眼か

(2) 発症の時期と経過

(3) 眼脂の性状・量

(4) 随伴症状の有無

看護のポイント▶　眼脂はその性状により，水様性・粘液性・粘液膿性などに分けられる。

水溶性眼脂はウイルス感染によるものが多く，起床時に眼脂で上眼瞼と下眼瞼がくっついて開眼が困難となるような場合もあり，強い不快感を伴う。感染防止に十分留意するよう指導を行う。

粘液性眼脂は，アレルギー性結膜炎や乾性角結膜炎(ドライアイ)などにみられる。

粘液膿性眼脂は急性感染性結膜炎に多く，緑黄色の眼脂がみられる。インフルエンザ菌や肺炎球菌によるものが考えられ，乳幼児の場合，感冒に引きつづいておこる。乳幼児が対象の場合は，保護者に点眼指導を行う。

眼脂がみられる場合は，原因検索のため細菌培養検査を行うことが多いので，ふき取らずに適切な検査の介助を行う。

4 羞明のある患者の看護

原因▶　角膜炎，虹彩毛様体炎，白内障の初期，緑内障など(▶33ページ)。

観察のポイント▶ (1) 両眼か片眼か

(2) 羞明の程度

(3) 発症の時期と経過

(4) 随伴症状の有無

(5) 散瞳薬の使用の有無

看護のポイント▶　まぶしいという症状は，想像以上に苦痛であり，ロービジョン者(▶191ページ)の多くは羞明に対する苦痛を訴える。なるべく光がさえぎられるように，

サングラスの使用やカーテンによる遮光，照明の調整などの指導を行う。

　一過性の炎症が原因の場合は，原因疾患の治療が継続できるよう援助する。散瞳薬の使用により羞明がおこる場合は，点眼時に十分な説明を行い，同意を得ておくようにする。

5　異物感のある患者の看護

原因▶　結膜異物，角膜異物，角膜潰瘍，眼瞼内反，睫毛乱生，結膜炎など（▶33ページ）。

観察のポイント▶（1）異物感の程度

（2）発症の時期と経過

（3）異物の眼内飛入の有無

（4）随伴症状の有無

看護のポイント▶　ゴロゴロした感じで，うっとうしさを訴えることが多い。異物が眼に入った場合以外に，炎症でも同様の訴えがあるので注意する。眼をこすることによって二次感染を引きおこすこともあるので，注意を促す。異物による場合は異物針による除去や洗眼などが行われるので，必要に応じてすみやかに処置の準備や介助を行う。

6　瘙痒感のある患者の看護

原因▶　春季カタル，アレルギー性結膜炎など（▶33ページ）。

観察のポイント▶（1）瘙痒の部位

（2）随伴症状の有無

（3）アレルギー疾患の有無

（4）睫毛や異物による刺激の有無

看護のポイント▶　瘙痒感は，アレルギー性結膜炎やドライアイで出現することが多いが，ウイルス性結膜炎や手術後の炎症でも出現するので注意する。瘙痒感のためにこすりすぎると，角膜に傷をつけることがあるので注意を促す。冷罨法も効果があることを説明する。

7　眼痛のある患者の看護

原因▶　眼痛は視覚器に関連するあらゆる疾患から引きおこされる。炎症や抗原抗体反応などによりおこる（▶33ページ）。

観察のポイント▶（1）疼痛の部位と種類

（2）発症の時期と経過

（3）眼外傷，手術の有無

（4）随伴症状の有無

（5）全身状態の変化

看護のポイント▶　疼痛の感じ方や表現の仕方には個人差があるが，誰にとっても不快で苦痛を

伴う症状である。眼痛は，脳神経の1つである三叉神経がかかわることが多く，苦痛は激しい場合が多い。疼痛はさまざまな疾患によって出現し，その種類は**表面痛**と**深部痛**に大別される。

● 表面痛の原因と看護

[1]**角膜および結膜異物**　作業中の鉄片飛入など，異物が結膜嚢内に入ることによっておこる。異物飛入直後よりチクチクした痛みとゴロゴロした異物感，刺激による流涙を伴う。異物の除去が必要となるため，経過をよく聞いて異物がなにかを特定する。異物の種類によって洗眼や異物針による除去が必要となるため，その準備と介助を適切に行う。眼痛のため開眼困難な場合は，適時，誘導と一般状態の観察に努める。

[2]**角膜潰瘍**　眼痛と羞明感，それに伴う流涙がある。原因検索のため，細菌培養や採血を行うことが多く，適切な検査および診療の介助を行う。定期的な通院による経過観察が必要であり，内服や点眼の確実な投与についての説明や，感染防止のための生活指導を行って理解を得るようにする。

[3]**コンタクトレンズによるトラブル**　コンタクトレンズ使用者が眼痛を訴えて来院した場合，コンタクトレンズによる角膜上皮障害の可能性が高い。正しい使用方法をまもらず，コンタクトレンズが外れなくなったなど，原因はさまざまで，激痛を訴える場合もある。

　適切な誘導を行い，スムーズに診療できるように介助する。診療後，圧迫眼帯による局部の安静の必要性や，時間が経過しないと治らないことを説明する。眼障害を繰り返さないために，コンタクトレンズの種類や装用状況，コンタクトレンズケアの方法について確認し，適切な患者指導を行うことで再発を防止する。

[4]**化学腐食**　薬剤が誤って眼に入ることによっておこる。とくにアルカリ性のものは組織への浸潤が速いため，重症になりやすい。すみやかな洗眼が必要となる。患者は動揺している場合が多く，落ち着くように声かけを行い，処置の準備および介助をする。

● 深部痛の原因と看護

[1]**急性閉塞隅角緑内障発作**　急性緑内障の症状は，眼痛のほかに頭痛，吐きけ・嘔吐など全身的な症状を伴うため，頭蓋内疾患や急性腹症を疑われ，対応が遅れることがある。患者は強い苦痛を訴え，起き上がることもできない状態であることが多い。看護師は，患者の苦痛の緩和に努めるとともに，全身的な観察を行い，点眼・点滴・レーザー治療などの処置がすみやかに行われるように援助する。

[2]**ぶどう膜炎**　激しい眼痛と充血，視力障害，羞明感などを訴える。原因はさまざまであるが，眼痛と視力低下のために独歩もままならないことがある。

副腎皮質ステロイド薬の点眼や結膜下注射などの処置が必要となるため，処置の準備と患者誘導を適切に行う。

[3] **眼内炎**　眼痛のほかに**霧視**（霧のなかで物を見ているように見える状態）による視力低下，結膜充血などを伴う。眼内で細菌が増殖した状態で，入院による治療が必要となる。原因の特定のために，手術の既往や全身的な疾患の有無など既往歴の聴取を行い，発熱などの全身状態にも留意する。

[4] **穿孔性眼外傷**　針金や木の枝が眼球に刺さるなど，眼球自体に穿孔創を伴うもので，創の大きさや深さなどにより予後が大きく異なる。重症であっても，眼痛は軽度の場合が多い。早期に治療が必要であり，緊急手術も考慮に入れて対処する。感染予防のため，手指で眼に触れたりハンカチなどで押さえたりしないよう患者に説明する。既往歴の聴取をすみやかに行い，一般状態の観察と診療の介助にあたる。

● その他の原因による痛みと看護

感染性疾患である麦粒腫や涙囊炎，また眼窩蜂巣炎といった化膿性の疾患では，患者は眼全体の強い痛みを訴えることが多い。どの部位が痛いかを的確に聴取し，診療・処置の介助にあたる。

三叉神経痛や副鼻腔炎などでも眼痛を訴えることがあり，疼痛の部位や関連する症状に留意し，対応にあたる必要がある。

C | 診察時の看護

① 診察室の整備

眼科の診療は検査や処置の必要に応じて，明室と暗室に分かれている。使用される器械は精密なものが多く，器材はサイズが小さくて精巧なものが多いので，取り扱いには注意が必要である。

明室での診療▶　明室での診療では，視力検査・色覚検査・眼圧測定・各種処置などが行われる。

暗室での診療▶　暗室での診療では，眼底検査・細隙灯顕微鏡検査・圧平眼圧測定・視野検査・眼底造影検査・網膜電図検査・光凝固・超音波検査などが行われる。

おもな器材▶　点眼薬，眼軟膏，フルオレセイン試験紙，ふき綿，ガーゼ，眼帯，絆創膏，洗眼びん・受水器（▶図6-1），硝子棒，開瞼器・デマル開瞼鉤（▶図6-2），スプリングハンドル剪刀（▶図6-3），デリケート剪刀，マイクロ鑷子，睫毛鑷子，涙洗針，凸レンズ，瞳孔計など

おもな器械▶　細隙灯顕微鏡（スリットランプ），ゴールドマン圧平眼圧計，非接触眼圧計，直像鏡，倒像鏡，双眼倒像鏡，スペキュラマイクロスコープ，レフラクトメー

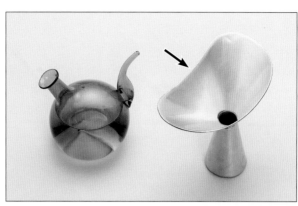

洗眼びん(左)と受水器(右)。受水器の矢印部を患者の頬にあて，洗眼液を受ける(洗眼の様子は，▶61ページ，図4-33を参照)。

▶図6-1　洗眼びん・受水器

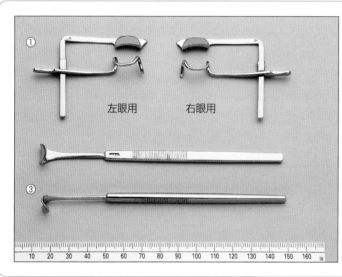

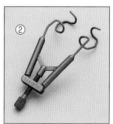

①，②開瞼器(②は両眼に使用できる)，③デマル開瞼鉤。どれも眼瞼を開いて固定するために用い，先の曲がったところを眼瞼に引っかけて使用する(開瞼の様子は，▶45ページ，図4-13)。

▶図6-2　開瞼器・デマル開瞼鉤

タ，ケラトメータ，近点距離計，大型弱視鏡，視野計，眼底カメラ，ヘルテル眼球突出計，超音波検査器，網膜電位記録装置など

器械の整備上の▶　診療に使用される器械には電気光学機器が多いので，患者がそれらにぶつ
注意事項　かったり，コードやコンセントにつまずいたりしないよう，環境を整える。また，器械類は精密なものが多いため，取り扱いは慎重に行い，ほこりなどが入らないように清潔の保持に努める。
　レンズ類で直接患者に触れたものは少量の洗剤でよごれを落とし，よく水洗いして無水エタノールを浸した脱脂綿で清拭し，完全に乾燥させる。それ以外のレンズは，レンズ部分を直接手で触らないように注意し，よごれている部分

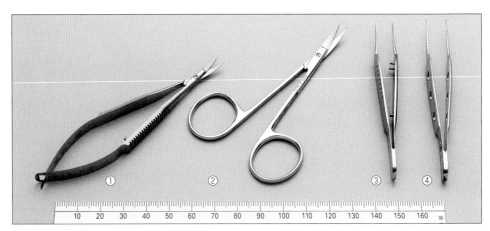

左から①スプリングハンドル剪刀，②デリケート剪刀，③マイクロ鑷子(無鉤)，④マイクロ鑷子(有鉤)。どの器具も10cm前後しかなく，非常に小さいことがわかる。

▶図6-3 鑷子類

は同様に洗浄を行う。アルコール綿などに含まれる消毒用エタノールの使用は，レンズが傷つくため厳禁である。

　鑷子や開瞼器などの器材は，使用後消毒液に一定時間つけおき洗浄を行う。つくりが精巧なものが多いためていねいに扱い，鑷子類のかみ合わせなどに不具合がないかを確認する。なお，長時間の消毒液へのつけおきは腐食の原因となるため，注意する。

② 検査・処置・診察時の一般的看護

● 危険防止

　患者は，明室から暗室に移動しただけで見えにくさを感じる。そのうえ眼科では，眼底検査などを目的として，調節麻痺薬を点眼して検査をする機会が多い。患者は看護師が推測する以上に見えにくさを感じていることを理解し，適切な誘導と声かけ，十分な環境整備を行う必要がある。

● 不安の軽減

　眼科の検査は多種類あり，そのほとんどが外来のなかで行われる。検査にあたっては，患者自身で移動する場合が多く，外来の位置関係に不慣れな患者はとまどうことが多い。また，次にどのような検査や処置が行われるのかと，不安になることも少なくない。看護師にとっては日常の業務であっても，患者にははじめての体験であることを忘れず，検査や処置の目的・注意事項をわかりやすい言葉で十分に説明し，患者の不安の軽減に努めていく。

● 対象者の発達段階の理解

　眼科の対象者は，小児から高齢者まで幅広いため，同じ検査や治療を行う場合でも，説明の仕方や方法が対象によって異なることが多い。

　小児の場合には，本人の協力がどの程度得られるかが重要であり，その度合いによって臨機応変な対応が求められる。また，小児の検査や治療の説明には保護者の理解が必要である。

　高齢者においては，運動機能および感覚機能の変化がどの程度であるかによって，誘導方法や説明方法を選択する。家族同伴の場合には，家族の協力を求める。説明なども，家族を介することによりスムーズに理解されることもあり，対象に応じた手段の選択が大切である。

● 慢性疾患の理解

　循環器，代謝・内分泌，神経・筋の疾患や，膠原病，感染症など，全身的な疾患と眼疾患とのかかわりは大きい。また，眼疾患と無関係に，慢性的な疾患をかかえる患者の眼科受診もまれではない。慢性疾患が眼疾患の悪化の要因となりうることを考慮し，治療状況の把握や全身的な管理を行ったうえで，患者指導をしていく必要がある。

● インフォームドコンセント

　どのような場合でも，検査・処置・治療において，十分な説明と患者の理解・同意が必要である。個別性をふまえ，患者の立場にたって，理解しやすい言葉を用いて説明する。それにより信頼関係を確立し，治療が長期に及ぶ患者の精神的な援助につなげていくことができる。

● 他職種との連携

　眼科の診療にかかわる職種には，看護師のほかに医師・視能訓練士・事務職などがいる。互いの役割を認識し合い連携することによって，よりよい医療の提供に努める。患者の視機能障害が悪化した場合には，ケースワーカーとの連絡も必要となる。看護師は，保健医療チームの一員としての役割を認識することが大切である。

③ 患者誘導・介助法

● 基本的患者誘導

　患者に自分が看護師であることを伝え，患者の片手をとるか，あるいは肩につかまらせ，患者の半歩前を歩くようにする（▶図6-4）。方向は事前に「右へ

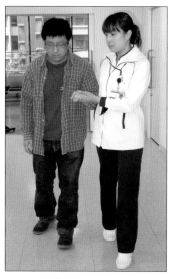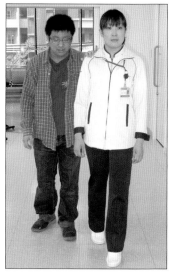

a. 片手をとる場合 b. 肩につかまらせる場合

a，b どちらの方法でも，患者の半歩前を歩く。方向や段差などは，あらかじめはっきりと指示する。

▶図6-4 患者の誘導 ▶動画 QRコード 217ページ B-①

曲がります」など具体的に指示を行い，階段や段差なども同様に事前に指示する。狭い場所での誘導は，前から患者の手をとって看護師が後ろ向きに歩くか，両肩に後ろからつかまってもらい，前向きに歩く(▶図6-5)。

● 椅子やベッドへの誘導

　患者の手をとって，椅子やその背当てなどに触らせて位置を確認してもらい，確実に座るまでそばを離れない(▶図6-6)。あるいは，椅子のそばまで誘導した時点で，椅子をたたくことによってその音で位置を理解してもらうことで，スムーズな誘導が可能となる。
　ベッドに仰臥位になるときは，同様にベッドに触らせて幅を確認してもらい，頭の方向や踏み台の位置などを指示したのち，介助しながら側臥位から仰臥位へと移動させる。

● 高齢者の介助

　高齢者の介助は，患者の視力障害の程度だけでなく，耳が不自由でないか，杖を使っているかなどの身体的状況や，理解力の程度によっても左右される。説明は大きな声ではっきりと行い，歩行の介助を行うときは必要に応じて，片手で患者の手を持ち，もう一方の手で患者の腰部を支えて介助を行う(▶図6-7)。検査や診療時の移動は危険防止に努め，医師や検査技師にも患者の状況

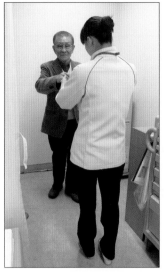 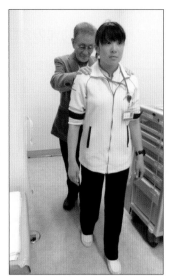

a. 前から手をとる場合 　　　 b. 肩につかまらせる場合

狭い場所や人のたくさんいる場所を通るときは，このようにしてなるべく場所をとらない方法で誘導する。

▶図 6-5　狭い場所での患者の誘導　　　▶動画 QRコード　217 ページ B-①

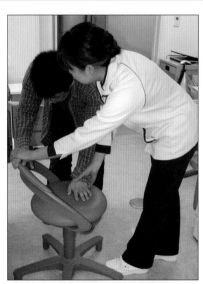

患者の手をとって椅子の位置を触ることによって確認してもらい，確実に座るまではそばを離れない。

▶図 6-6　椅子への誘導
▶動画 QRコード　217 ページ B-②

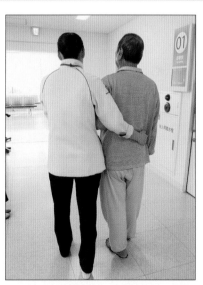

片手で患者の手を持ち，片手で腰部を支える。高齢者の場合はとくに大きな声ではっきりと指示し，危険を防止する。

▶図 6-7　高齢者の誘導
▶動画 QRコード　217 ページ B-③

を伝えて連携をはかる。

● 乳幼児の介助

　検査や処置の前に，保護者にその必要性と内容を十分に伝え，同意を得てから行う。乳幼児で介助が必要な検査には，細隙灯顕微鏡検査・眼底検査・眼圧測定などがあり，処置では全般的に介助を要する。

◉ 乳児の場合

　看護師と医師が向かい合って座り，患児の頭を医師の膝にのせ，看護師の両手で患児の頭部を押さえて固定する（▶図6-8-a）。眼底検査などの時間がかかる診察の場合には，後述の幼児の抑制に準じてベッドを用いて診察を行う。強く泣いて嘔吐する場合もあるので，診察前の1時間程度はミルクを飲ませないように説明する。また泣くことによりチアノーゼをおこすこともあり，呼吸状態に注意する。

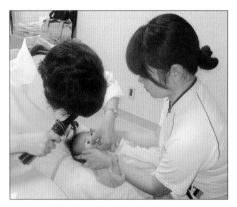
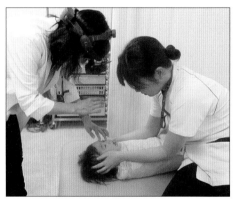

a. 膝の上で検査・処置を行う場合　　　　b. ベッド上で検査・処置を行う場合

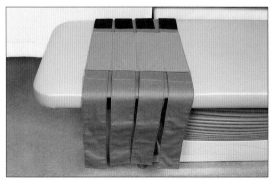
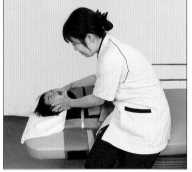

c. 抑制帯を用いて検査・処置を行う場合
面ファスナーにより体格に合わせた調整ができるため，少ない負担でスムーズな処置が行える。

▶図6-8　乳幼児の介助

●幼児の場合

幼児の診察への協力の度合いは1人ひとり異なるため，まず明室での診療を試みる。診察に非協力的な幼児の場合は，ベッドの上にバスタオルを敷き，四肢をくるんで頭部を両手で押さえ，バスタオルごと両肘でかかえこむようにして固定するか，抑制帯を用いる（▶図6-8-b, c）。

泣いてしまうと処置や検査が困難となるため，音の出るおもちゃで注意をひきつけたり愛称で呼ぶなど，なるべく泣かせないようにする。

D 検査を受ける患者の看護

① 視力検査を受ける患者の看護

視力検査は，眼科の検査のなかで最も基本的な検査である。診療の情報として，患者がどれだけ見えているかを知ることが重要であり，迅速かつ円滑に行う（▶36ページ）。

必要物品▶ 視力表（ランドルト環か文字視標によるもの。小児用としてランドルト環単一視標を用いることもある。），照明装置（反射照明式か透過照明式。照度は500～1,000ルクス。室内照明は，50～100ルクスとする。），眼鏡試験枠，遮閉板，検眼レンズ，指示棒。

介助のポイント▶ (1) 視力表から5mの位置に視力表からまっすぐに座ってもらう。
(2) 片眼を遮閉し，一眼ずつ行い，指標を1つずつ示して検査する。
(3) 3～6歳の幼児では，ランドルト環単一視標を用い，切れ目の方向を答えてもらう。視標は大きい視標から順次小さい指標にしていく。

注意事項▶ (1) 指標をらくに見た状態で検査を行うようにする。目を細めると，焦点深度が深くなり，実際より視力がよく測定されてしまう。
(2) 眼底検査および細隙灯顕微鏡検査のような，強い光を眼にあてたあとに視力検査を行うときは，5分くらい間隔を空けて検査を行う。
(3) 体調や患者の主観などで値が変動することを理解する。

② 細隙灯顕微鏡検査を受ける患者の看護

細隙灯顕微鏡（スリットランプ）といわれる機械を使用する，眼科で最もよく行われる検査である。細隙灯顕微鏡本体のみでは，角膜・結膜・虹彩・水晶体の検査ができ，さらに，隅角鏡を使用して隅角前房検査が，ゴールドマン三面鏡を使用して眼底精密検査が，ゴールドマン圧平眼圧計（アプラネーショントノメータ）を使用して，眼圧測定ができる（▶45ページ）。

必要物品▶ 点眼麻酔薬・フルオレセイン試験紙・滅菌ふき綿・ゴールドマン圧平眼圧計。

隅角鏡やゴールドマン三面鏡使用時は，角膜保護剤を用意する。

介助のポイント▶ (1) 細隙灯顕微鏡の顎台（あご）と額あてに患者の顔を固定し，医師の指示どおりにするよう声かけを行う。

(2) 小児の場合は，椅子を使用せず立位で検査したほうがスムーズな場合もあり，対象に合わせて調整する。

注意事項▶ (1) 暗室内で行われるため，椅子までの移動は危険防止に努め，必要時には誘導あるいは介助をする。

(2) 検査中は強い光線があたるため，羞明（しゅうめい）が強く開眼が困難な場合があるが，両眼を開けるよう説明し，介助する。

(3) 診察後は，額あてをアルコール綿でふき，清潔の保持に努める。

③ 眼底検査を受ける患者の看護

散瞳薬を点眼し，瞳孔を散大（散瞳）してから検査を行う（▶47ページ）。

必要物品▶ 倒像検眼鏡・直像検眼鏡・凸レンズ（＋14D，＋20D）・散瞳薬・滅菌ふき綿

介助のポイント▶ (1) 倒像検眼鏡を使用した検査の場合は，強い光をあてながら上下左右を見るように医師から指示される。患者の後頭部を両手で軽く支えると安定し，検査しやすくなる場合もあるので，必要時には援助する。

(2) 直像検眼鏡を使用する場合は，医師が近距離で検査を行うため，あらかじめ説明し，検査中は一点を見る（固視）よう声かけし，誘導する。

注意事項▶ (1) 散瞳薬を点眼するにあたり，アレルギーの有無の聴取を行い確認する。

(2) 散瞳薬は効果が出現するまで30〜40分の時間を要し，4〜5時間は効果が持続する。その間，物がぼやけて見える状態になり，階段の昇降なども注意が必要なことをあらかじめ説明しておく。

(3) 散瞳には個人差がある。糖尿病網膜症やぶどう膜炎などの患者は散瞳しにくいため，散瞳の確認はきちんと行う。

(4) 散瞳により患者は非常に見えにくい状態にあるうえ，検査は暗室内で行われるため，椅子までの移動は危険防止に努め，必要時には誘導あるいは介助を行う。

④ 蛍光眼底造影検査・デジタル眼底検査を受ける患者の看護

蛍光眼底造影検査は，フルオレセインナトリウムを静脈内注射し，網膜・脈絡膜の血管を造影するものである。蛍光色素の網膜下への漏出により，中心性漿液性網脈絡膜症やフォークト-小柳-原田病の診断，糖尿病網膜症における新生血管や血管閉塞の状態の確認をすることができ，眼底疾患には不可欠な検査である。

デジタル眼底検査は，インドシアニングリーンを静脈内注射し，脈絡膜循環の観察や脈絡膜新生血管の検出を目的として，加齢黄斑変性や脈絡膜由来の新生血管の診断の際に行われる（▶47ページ）。

必要物品▶ フルオレセインナトリウムあるいはインドシアニングリーン・100 mL 生理食塩水（点滴用）・輸液セット・三方活栓・22 G 留置針・5 mL シリンジ・21 G 針・アルコール綿・テープ・散瞳薬・滅菌ふき綿

介助のポイント▶ (1) 検査施行時は，不測の事態に対応できるよう，医師と看護師，あるいは医師2名など，複数の人間が検査に携わるようにする。

(2) 検査の前処置として血圧測定や皮内テストを施行するときには看護師が患者の一般状態の観察を十分に行う。

注意事項▶ (1) 蛍光眼底造影検査ではアナフィラキシーショックをおこすこともあるため，施行前に検査の目的や必要性について，医師より説明を行い，患者の同意を得る（▶図 6-9）。

(2)「眼底検査を受ける患者の看護」の項（▶146ページ）の説明に準じて散瞳薬を点眼し，十分に散瞳しているかを確認する。

(3) 施行前に血圧を測定し，アレルギーの有無や既往歴の聴取を行い，問題がないかを確認し，気分不快がないかの観察を行う。

蛍光眼底造影検査をうけられる方へ

〇〇病院眼科外来

〈蛍光眼底造影検査とは〉

蛍光眼底造影検査は眼底疾患の診断・治療方針の決定・治療効果の判定に必要な検査です。

検査には造影剤を静脈注射し，眼底カメラまたはビデオで撮影します。造影剤にはフルオレセインとインドシアニングリーンの2種類があり，病気の種類によって1剤または2剤を用います。

検査時間は15〜40分程度です。撮影にはまぶしさは避けられませんが痛みを伴うものではなく，非常によく実施されている日常の検査です。検査後，尿が橙〜黄色に着色します。翌日まで続くこともあります。顔色や白目も黄色くなることがあります。

まれに造影剤の副作用がでることがあります。軽い吐きけや瘙痒感が代表的なものです。いわゆる過敏性・アレルギー体質の方，薬物アレルギーのある方，過去に同じ造影検査で副作用と思われる状況があった方は，お知らせください。

体調のよしあしを確認し，検査の実施を検討します。生理食塩水の点滴のうえで検査を行い，副作用にも適切に対応いたします。

〈副作用について〉

①神経性のもの

検査に対する不安・緊張はだれもがありますが，過度になると，顔面蒼白・発汗・血圧低下・徐脈をきたすことがあります。

②アレルギーのもの

検査薬剤に対し，アナフィラキシー（即時型アレルギー）をおこすことがあります。蕁麻疹・皮膚の紅潮・あくび・くしゃみなどがおもなものです。さらには呼吸困難・血圧低下・頻脈・意識障害・心筋障害・心停止をおこすことがあります。世界的な調査では，死亡例は5万回に1回，重篤な合併症は2万回に1回といわれます。

表

検査承諾書 ＿＿＿＿＿＿＿ 様

蛍光眼底造影検査の必要性・副作用などについて説明いたしました。副作用等発生した場合の対応についても説明いたしました。

20 ××年×月×日　　担当医師

承諾者記入欄

この度私は上記検査を受けるにあたり十分説明を受け，納得しましたので実施に同意します。なお，実施中，実施後に緊急処置を行う必要が生じた場合，適宜処置を受けることについても承諾いたします。

20 ××年×月×日　　署 名

裏

▶図 6-9　蛍光眼底造影検査時の承諾書の例

(4) フルオレセインナトリウムを使用する場合は，以下のことに注意する。

- 腎臓疾患のある患者や透析中の患者は，その疾患の担当医と連絡をとり許可を得てから行う。肝機能が低下している患者に対しては，原則として使用しない。
- 過敏症の確認をするために皮内テストを行う場合には，薬液が皮内に入るときの刺激が強いことを，あらかじめ説明しておく。
- 施行後に皮膚が黄染することや尿が黄色になることがあるが，心配はいらないことを，あらかじめ説明しておく。
- 検査中は，固視しやすいようにランプが点灯する。羞明感が強く検査に苦痛を伴う場合もあることを考慮し，患者の一般状態に注意をはらう。

(5) インドシアニングリーンを使用する場合は，以下のことに注意する。

- ヨウ素アレルギー，甲状腺疾患の有無を必ず確認する。
- 検査時に少量の薬液を静脈内に注入した時点で，患者の一般状態の観察を行い，副作用の有無の確認をする。

(6) 吐きけ・嘔吐，冷汗，蕁麻疹，ショックなどの副作用がおこると報告されていることや，緊張による気分不快などを考慮する。一般状態の観察を行って異常の早期発見に努めるとともに，救急時の対応について準備・点検しておく。

(7) 検査は暗室で行われるため，危険防止に努める。

⑤ 光干渉断層計（OCT）検査を受ける患者の看護

　　　光学顕微鏡切片に近い精度で，眼底の断層像を非侵襲的に画像化できる検査である。網膜疾患の診断や治療効果の判定を目的に用いられる。OCT を必要とする代表的疾患は，黄斑円孔・黄斑上膜・黄斑浮腫・糖尿病網膜症・加齢黄斑変性・網膜剝離・緑内障などである（▶46 ページ）。

介助のポイント▶ (1) 検査施行時は，額あてと顎台で頭部を固定する。

(2) 画面を見ることで視線を固定する。

注意事項▶ (1) 「眼底検査を受ける患者の看護」の項（▶146 ページ）の説明に準じて散瞳薬を点眼し，散瞳が確認されてから行う。

(2) 瞬目（まばたき）が多く施行しにくい場合は，上眼瞼を指で挙上する。

⑥ 眼圧検査を受ける患者の看護

　　　触診法や圧入眼圧測定法，トノペン XL を使用しての眼圧測定は，座位での眼圧測定が困難な場合や小児などに行われる検査である。最も標準的な手法では，ゴールドマン圧平眼圧測定法が行われる。空気眼圧計（非接触眼圧計）を用いる**非接触型眼圧測定法**は，高眼圧域や固視不良眼での精度が低いが，スク

リーニングとして用いられることが多い(▶50 ページ)。

必要物品▶ (1) 圧平眼圧測定法：ゴールドマン圧平眼圧計・点眼麻酔薬・滅菌ふき綿・フルオレセイン試験紙

(2) 非接触型眼圧測定法：空気眼圧計(非接触眼圧計)

介助のポイント▶ (1) ゴールドマン圧平眼圧計による眼圧測定では，細隙灯顕微鏡検査時に点眼麻酔を施行し，フルオレセイン試験紙で染色して測定する。

(2) 空気眼圧計(非接触眼圧計)による眼圧測定では，患者の顎を顎台にのせ，額を額あてに固定し，空気を角膜にあてて測定する。

注意事項▶ (1) どのような眼圧検査においても，ベッドや椅子への移動の際に，危険防止に十分な配慮を行う。

(2) ゴールドマン圧平眼圧計による眼圧測定時に，測定具が直接眼に触れるため，恐怖感をいだく患者もいる。検査前に説明し，不安の軽減に努める。また，検査後は感染防止のため，測定具の患者に直接触れた部分は，消毒を行う。

(3) 空気眼圧計(非接触眼圧計)よる測定では，音とともに空気が眼にあたるため驚くこともある。あらかじめ説明し，患者本人の手に空気をあててみるなどして安心させる。

(4) 小児では泣くことによって眼圧が高値となるので，眼圧測定時に眠くなるよう時間を調整して，眠っている間に測定するなど，保護者の協力が必要となる。不可能な場合は，薬剤を使用して眠った状態で測定する。

⑦ 涙液分泌検査を受ける患者の看護

ドライアイやシェーグレン症候群などの診断を行うために，涙液の分泌量の測定が行われる。涙液量は環境などの要因により変動しやすいので，涙液量の傾向を的確にとらえるためには，繰り返し検査することが必要となる(▶53 ページ, 図 4-26)。

必要物品▶ (1) シルマー法：試験紙(濾紙)

(2) 綿糸法：検査糸(綿糸)

介助のポイント▶ (1) シルマー法では，試験紙を両眼の下眼瞼にのせるようにして，先端部を結膜嚢に入れる。試験紙が角膜に触れないように，やや上目づかいになるよう目標を設定し，検査実施中の 5 分間はまばたきは自由とし，開瞼状態を保持してもらう。時間が長いので，患者にリラックスしてもらい，「あと何分で終わります」などの声がけを行うとよい。基準値は 10〜15 mm で，5 mm 以下は異常である。

(2) 綿糸法では，片眼ずつ検査糸の先端 3 mm の折り目を下眼瞼の結膜嚢に入れ，15 秒で外す。10 mm 以下が異常である。シルマー法と比較すると，時間も短く患者の負担が少ないが，時間を正確に測定する必要がある。

⑧ 視野検査を受ける患者の看護

　　一般的に行われる視野検査には，**動的視野検査**(ゴールドマン視野計)と，**静的視野検査**(自動視野計)がある。視標を動かして，見える範囲を測定する動的視野検査は，視野全体の測定に用いられる。視標を動かさず，明るさをかえて見える範囲を測定する静的視野検査は，中心視野の測定に適している(▶54ページ)。網膜色素変性症や，緑内障，視神経・視路疾患，高次脳機能障害，心因性視野障害の診断や経過観察時に行われる。

必要物品▶　ガーゼ眼帯，ゴールドマン視野計，自動視野計

介助のポイント▶　(1) 片眼に眼帯を貼用し，視野計の顎台と額あてに顎と額を固定する。

(2) 固視目標から目を離さないよう説明し，視野に光が入った時点でスイッチを押してもらうように説明する。

(3) 検査中に，固視や頭部の固定が困難な場合は介助をし，検査終了までの時間を具体的に説明しながら検査を進めるとよい。

注意事項▶　(1) 1回の検査に30～40分を要し，患者の体調や集中力，練習効果(患者の慣れ)などによって測定誤差が生じることを認識したうえで検査を行う。

(2) 脳神経外科疾患や神経内科疾患などと関連が深い検査であり，このような疾患をもつ患者の検査の際には，とくに注意して全身的な観察を行いながら検査を進める。

E｜治療・処置を受ける患者の看護

① 点眼法を受ける患者の看護

目的▶　局所的治療，または検査の前処置を目的とする(▶61ページ)。

必要物品▶　点眼液・滅菌ふき綿

看護のポイント▶　(1) 手を清潔にする。

(2) 患者に上を向かせ，左手に滅菌ふき綿を持ち，右手の示指で下眼瞼を軽く下げるようにし，結膜嚢に点眼薬を1滴点眼する。

(3) 点眼薬の口先が，睫毛や下眼瞼に触れないように注意する。2種類以上の点眼薬を行う場合は，5分以上の間隔を空ける。

(4) 点眼後は滅菌ふき綿で余分な点眼液をふきとり，涙嚢部を軽く圧迫して涙小管内への流出を最小限にする。

(5) 剤型の異なる点眼薬を数種類点眼する場合は，水溶性の点眼薬→懸濁性点眼薬→油性点眼薬→眼軟膏の順に点眼する。

(6) 点眼薬容器に開封日を記入し，使用期限内に使用するように診察室や薬

効果的な目薬のさし方
1. 下まぶたを下にひき，容器の先がまぶたのふちやまつげに触れないように
   1滴点眼します。
2. 目がしらを押さえ，1～5分間目を閉じます。

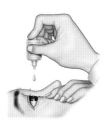
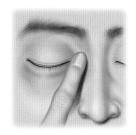

★他人の目薬や古くなったものは使用しないでください。
★手を石けんと流水でよく洗ってください。
★決められた点眼滴数と回数をまもってください。
★2種類以上の目薬を使用する場合，間隔を5分以上空けてください。
★保存方法をまもってください。
★使用前に振って使うものは，よく振ってください。

▶図 6-10　点眼指導用リーフレットの例

　品棚を点検する。
(7) アトロピン硫酸塩水和物点眼薬は，おもに小児の調節力検査に用いられるが，劇薬のため発熱や顔面紅潮などの症状が出現することがある。十分な説明と，症状出現時には医療機関に連絡をするよう説明する。
(8) 緑内障の点眼治療に用いられるβ遮断薬は，高血圧症や狭心症などの治療薬のβ遮断薬・カルシウム拮抗薬などと併用したときに徐脈をおこす可能性が高い。そのため，循環器疾患の有無には十分に注意する。

点眼指導▶　パンフレットやリーフレットを用いて説明を行うと，より理解を得ることができる(▶図6-10)。
(1) 点眼薬は1滴で0.03～0.07 mLであり，結膜囊で保持できる量は0.03 mLといわれている。滴数は1滴でよいことを説明し，1日の点眼回数は患者の生活様式に合わせて具体的に指導し，回数をまもるように説明する。
(2) 2種類以上の点眼薬を点眼するときは，5分以上の間隔を空けて，順番は医師の指示どおりにするよう説明する。
(3) 点眼前によく振る必要のある点眼薬や，溶解して使用する点眼薬の場合は，使用方法についてよく説明する。
(4) 保存方法は，遮光・冷所保存などの指示に従うよう説明する。
(5) 点眼薬は患者専用とし，清潔に取り扱うよう指導する。

② 眼軟膏点入を受ける患者の看護

目的▶　局所的治療を目的とする(▶61ページ)。

必要物品▶　硝子棒・眼軟膏

看護のポイント▶ (1) 点眼時と同様に準備を行い，硝子棒の先に軟膏をつけ，下眼瞼を下に引いてそこに硝子棒を水平に動かして入れる。

(2) 硝子棒を使用せずに施行する場合は，軟膏のチューブの先が下眼瞼に触れないように注入する。

(3) 施行後は視界がぼやけるため，5分程度，眼の上から軽くマッサージを行うとよい。

③ 洗眼法を受ける患者の看護

目的▶　処置・手術前の消毒，異物の除去を目的とする(▶63ページ)。

必要物品▶　洗眼びん・洗眼液(生理食塩水)・消毒液(0.05％クロルヘキシジングルコン酸など)・受水器・滅菌ふき綿

看護のポイント▶ (1) 受水器を患者の頬部にしっかりと固定し，洗眼液がこぼれないようにする。仰臥位で行う場合は，頭部下にビニールを敷いたり，座位のときには患者にタオルを持たせ，衣服などがよごれないよう配慮する。

(2) 感染防止のため施行前に手洗いを行い，受水器は使用ごとに消毒し，洗眼びんの口先が患者に触れないようにする。

(3) 洗眼時に患者に触れる手と，洗眼びんを扱う手は最後まで区別する。

(4) 洗眼は，主として結膜に洗眼液があたるように行い，眼瞼も反転させて洗浄する。敏感な角膜は，間接的に洗浄するようにする。

(5) 洗眼液の温度は刺激のない体温程度が望ましく，使用直前に自分の手の甲にそそぎ温度を確認する。

(6) 異物が誤って眼に入った場合は，1〜2Lの生理食塩水を用いて，10分間くらい洗眼を行う。

④ 眼帯を貼用する患者の看護

目的▶　眼の安静保持と眼の保護，清潔保持を目的とする(▶63ページ)。

必要物品▶　眼帯(ガーゼ眼帯・金属眼帯・角膜保護用テープなど)，紙絆創膏(必要時)。

看護のポイント▶ (1) 眼帯貼用時に，目的や必要性，貼用期間について説明する。

(2) 眼帯により片眼をおおうことになり，視野が狭くなったり立体感覚が低下したりするため，周囲の状況や歩き方に注意し，危険防止に努める。

(3) 小児の場合は，眼帯をすることにより視力の発達が妨げられることもあるため，長期の貼用は避ける。

⑤ 注射を受ける患者の看護

● 結膜下注射・テノン嚢下注射

目的▶　結膜下やテノン嚢下に直接注射することで，薬剤を眼球内に十分移行させ，治療効果を高める。また，注射の刺激によって循環を活発にし，眼球内の新陳代謝を高める（▶63ページ）。

必要物品▶　1 mL 注射器・27 G 注射針・開瞼器・注射薬・点眼麻酔薬・滅菌ふき綿

看護のポイント▶ (1) 十分な点眼麻酔を行う。

(2) 施行中は一点を固視してもらい，眼を動かさないよう介助する。

(3) 施行後，まれに結膜下出血をおこす場合があるが，1週間くらいで消失することを説明する。

● 眼内注射

目的▶　注射で薬剤を硝子体内に注入することで治療を行う。感染症に対する抗菌薬であるバンコマイシン塩酸塩（バンコマイシン）の投与や，加齢黄斑変性に対するラニビズマブ（ルセンティス®）やアフリベルセプト（アイリーア®）の投与が行われる。

必要物品▶　キャリパー（距離をはかって印を付ける器具）・無鉤鑷子・開瞼器・1 mL シリンジ・30 G 注射針・0.05％グルコン酸クロルヘキシジン綿球・局所麻酔薬・滅菌ドレープ・滅菌手袋・洗眼用具一式

看護のポイント▶ (1) ドレープを使用する際は，患者が息苦しくないよう配慮する。

(2) 施行中は一点を固視してもらい，眼を動かさないよう介助する。

⑥ 涙嚢洗浄・涙管ブジーを受ける患者の看護

目的▶　涙嚢内の膿・粘液の排出，鼻涙管の通過障害の確認（▶64ページ）を目的とする。

必要物品▶　涙腺針（曲・直）・2 mL 注射器・生理食塩水・涙管ブジー・涙点拡張針・点眼麻酔薬・滅菌ふき綿

看護のポイント▶ (1) 施行前の点眼麻酔の際には，涙点を押さえず，麻酔薬が涙小管から鼻涙管へ流れるようにする。

(2) 処置中は痛みを伴う場合もある。適時声かけを行い，緊張の緩和に努める。

(3) 施行後，軽度の血性流涙や鼻出血がみられることもあるが，一過性の出血であることを説明する。

⑦ 光凝固を受ける患者の看護

目的▶　レーザー光線は，種類によって光線を吸収する組織が異なる。その性質を利用して，光線の発生する熱で組織を凝固させて治療する（▶66ページ）。

必要物品▶　ゴールドマン三面鏡・角膜保護剤・点眼麻酔薬・滅菌ふき綿

看護のポイント▶　(1) 頭部はマジックテープで固定するが，不安定な場合，看護師が介助する。

(2) 医師の指示する方向を両眼で見るように説明する。

(3) 施行時間が長びいた場合，患者が疲労するので，一般状態の観察に努め，継続できるよう励ます。

(4) 施行後に眼痛や霧視（むし）を訴えた場合は，安静臥床により様子を観察する。

(5) 糖尿病網膜症の治療として行う場合は，数回に分けて実施されることが多い。光凝固療法をきちんと受けているかによって予後を大きく左右されることもあるので，継続した治療の必要性について説明する。

(6) 加齢黄斑変性の治療で，光線力学療法としてレーザーを照射する治療法がある。施行後は強い光線を浴びることが禁忌となるため注意を促し，6日間はサングラスを使用するよう指導する。

⑧ 屈折矯正をする患者の看護

目的▶　屈折異常に相当するレンズを使用し，正視と同様の状態にすることにより物体をはっきりと見えるようにする（▶67ページ）。

必要物品▶　検眼枠・検眼レンズ・遮閉板（しゃへい）

看護のポイント▶　(1) 屈折矯正のためには，眼鏡またはコンタクトレンズによる矯正を行うことを説明する。

(2) 眼鏡・コンタクトレンズはそれぞれに長所と短所があり，患者の年齢や社会的背景，生活様式によって，どちらを選択するか，あるいは併用するかなどを決定する。最近では生後1か月より装用可能な眼鏡もあり，小児の先天性白内障手術後などに用いられる（▶図6-11）。

眼鏡・コンタクト▶　(1) 眼鏡は近視・遠視・乱視・老視の矯正に適用される。コンタクトレンズは
レンズの特性　　　　不正乱視・不等像視・片眼無水晶体眼・円錐角膜・強度近視の矯正に適用されるが，実際には眼鏡を装用したくない場合に整容上用いる場合が多い。

(2) 眼鏡は装用練習後，処方箋（せん）を用いて眼鏡店などで作成することが可能である。コンタクトレンズは医療用具のため，実際に試験用のトライアルレンズを装着し，適当なカーブと屈折度をもったコンタクトレンズを購入して装用する。

(3) 一般的なコンタクトレンズ装用可能年齢は，セルフケアの可能な高校生以降である。小児では，先天性白内障手術後の無水晶体眼の屈折矯正にソフトコンタクトレンズが使用される。

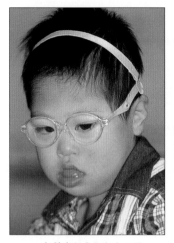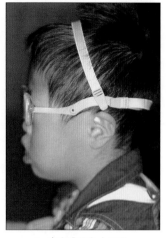

a. 左前方からみたところ   b. 左からみたところ

頭頂側と後頭部側からバンドで固定するため，乳幼児でも外れにくい。

▶図 6-11　乳幼児用眼鏡（アンファン・ベビー：株式会社オグラ製）

(4) 眼鏡は着脱が容易で，プリズム・調光・遮光などを加えやすい。

(5) 矯正眼鏡のほかに保護眼鏡がある。保護眼鏡は，紫外線や赤外線などの有害な光線をさえぎったり，異物が眼に飛び込むのを防ぐ目的で用いられる。

(6) 一般的に眼鏡で矯正した度数より，コンタクトレンズの度数のほうが，近視では弱く，遠視では強くなる。

(7) 眼鏡装用の場合，近視では見えている対象が実際より小さく，遠視では大きく見えるため，眼精疲労をきたしやすい。

(8) 眼鏡のほうがコンタクトレンズ装用の場合より視野が狭くなりやすい。

(9) ソフトコンタクトレンズは，その吸水性を利用して，角膜の保護や薬液を持続的に吸収させるために用いられることもある。

(10) コンタクトレンズは基本的に異物であるため，角膜障害をきたしやすく，長期装用によって眼瞼下垂を発症することもある。

⑨ 義眼を装着する患者の看護

目的▶　眼球摘出後，外見を整えるために装用する。また，眼球のかわりに結膜・眼瞼・眼窩の正常な形態を保持し，小児ではその発育を促進する（▶70 ページ）。

必要物品▶　洗眼セット・義眼・滅菌ふき綿

看護のポイント▶ (1) 眼球摘出後は，1 日 1 回眼窩内の洗浄を行う。

(2) 眼球摘出にいたった疾患によって異なるが，だいたい 1 週間以内に有窓義眼（有窓内から手術後の点眼や軟膏が可能な，最終的な義眼を挿入する

前に使用する義眼)を使用することにより，癒着(ゆちゃく)を防止して義眼が装着しやすいようにする。

(3) 手術後 1 か月程度で，義眼を作製する。

⑩ 球後麻酔を受ける患者の看護

目的▶　眼球後部にある毛様体神経節および外眼筋を麻痺させ，疼痛を除き眼球運動を抑える(▶70 ページ)。手術やレーザー治療時に必要に応じて行う。

必要物品▶　5 mL 注射器・球後注射針・麻酔薬・点眼麻酔薬・0.05％グルコン酸クロルヘキシジン綿球・鑷子(せっし)・ガーゼ

看護のポイント▶ (1) 患者はベッドで仰臥位をとり，休んでもらう。十分に点眼麻酔を施行することにより，疼痛の軽減をはかる。注射中は危険なため，身体を動かさず，一点を固視してもらうようあらかじめ説明する。

(2) 注射野は十分に消毒する。

(3) 注射中に血管を傷つけることにより球後出血を引きおこすことがあるため，施行後は十分な観察を行う。

⑪ 麦粒腫・霰粒腫切開を受ける患者の看護

目的▶　麦粒腫(ばくりゅうしゅ)・霰粒腫(さんりゅうしゅ)除去(▶83，84 ページ)。

必要物品▶　角板・鋭匙(えいひ)・挾瞼器(きょうけん)・メス(尖刃・メス柄)・モスキートペアン・2.5 mL 注射器・27 G 注射針・洗眼用具一式・ガーゼ・局所麻酔薬・滅菌手袋・0.05％グルコン酸クロルヘキシジン綿球・穴布(丸穴ドレープ)・眼帯・滅菌ふき綿・抗菌薬眼軟膏

看護のポイント▶ (1) 穴布を使用するため，患者の訴えが聴取しにくくなる。施行中に気分不快や疼痛がある場合には手を上げてもらうなど，あらかじめ合図を決めておくとよい。

(2) 麻酔の方法が注射であることを説明し，疼痛を伴うが一時的であることを理解してもらう。

(3) 施行中は緊張することが多いので，声かけや一般状態の観察に努める。

(4) 施行後，切開部周囲が内出血のためにあざのようになることもあるが，1 週間程度で消失することを説明する。

(5) 施行後は，片眼帯となるため，階段の昇降などに気をつけるよう説明し，車の運転やスポーツなどは禁止する。

(6) 感染防止のため，当日の洗眼や入浴の可否，眼帯を外していつから点眼を開始するかなどを医師に確認し，指導を行う。

(7) 再診日の確認を行う。

F｜手術を受ける患者の看護

① 手術前の看護

1 外来受診時の看護

● インフォームドコンセント

　各種の検査を施行した結果から，医師が診断を行い，疾患と治療方法についての説明がなされる。治療方法が手術であれば，手術に必要な眼科的な検査と全身検査を行うことになる。

外来時▶　眼科の手術は前日の入院が一般的であり，手術についてのおおまかな説明は外来受診時に行われている。外来は，複数の患者を診療する場であるため，効率よく説明する必要がある一方で，個別性を重視して理解度に合わせた説明を行うことも重要である。

入院・手術の場合▶　入院・手術が必要となった患者の不安は大きい。眼の手術とはどのようにして行われるのかということからはじまり，リスクはどの程度か，医療費や入院期間，付き添いの必要性，手術後の状態など，懸念がはてしなく広がっていく。短い入院期間や簡単な手術であっても，患者の不安な気持ちは当然のことである。看護師は，適切なインフォームドコンセントがはかれるよう，パンフレットの配布やクリニカルパスを使用したわかりやすい説明を心がける（▶図6-12）。

　このように入院生活の説明を行ったり，患者の質問に答えるといった補助は，看護師の重要な役割である。これらの援助がスムーズになされることが，治療の目的の達成につながる。外来でのインフォームドコンセントが，どれくらいはかれたかにより，入院生活への適応もかわってくることを理解し，対応にあ

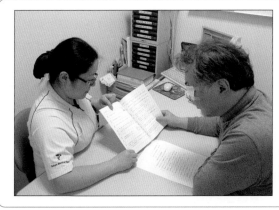

パンフレットやクリニカルパス（▶168ページ，図6-17）を用いてわかりやすく説明する。

▶図6-12　患者への説明

たる必要がある。

● 検査の説明と介助

　手術を受けるにあたり，さまざまな検査が施行される。必要な検査は手術によって異なるが，たとえば白内障であれば，視力検査に始まり細隙灯顕微鏡検査，眼圧測定，散瞳薬を使用しての眼底検査，そして眼軸長測定，スペキュラマイクロスコープなど，多種類にわたる。これらすべての検査が，外来で行われる。このほか全身的な検査として，血液検査，尿検査，心電図検査，胸部 X 線撮影などが行われる。

　検査の必要性やその目的，注意事項を理解し，適切な介助をすることが求められる。また，検査が多いぶん，患者が移動する距離は長くなる。各検査ごとに検査待ちの時間があることを考慮し，危険防止に留意した誘導をする。さらに，「次はどのような検査が行われるのだろう」という患者の不安に配慮した対応ができるよう，心がける必要がある。

● 病棟との連携

　視力低下の程度，運動機能に障害があり杖や車椅子を使用している，片麻痺があるといった身体的な状況，慢性疾患の治療状況，家族の協力体制を含めた社会的背景など，看護に重要な情報を病棟の看護師に申し送ることにより，外来と連携した継続看護が行える。また入院時に，既往歴や家族歴などの聴取がスムーズになされるように，情報収集用紙を外来で配布するのも 1 つの方法である(▶図 6-13)。

　入院中に問題が生じた患者については，病棟から外来に申し送ることにより，患者を中心にした一貫性のある看護が展開される。

2　入院時の看護

● 入院環境への適応の援助

　入院当日の患者は，入院や手術に対する不安で緊張した状態にある。視力障害が著しかったり高齢である場合には，環境に対する適応能力は低下する。入院中に発生する事故で多いのは，ふだんは布団で就寝している高齢者が，自宅と勘違いしてベッドから転落する，というような環境への不適応が原因となるものである。

病棟でのオリエン▶
テーション
　患者の理解度・反応・表情・言動・態度，家族が患者をどのように認識しているかという情報をもとに，環境への適応の障害となる因子を見いだし，早期に適応できるようオリエンテーションを行う。口頭での説明だけではイメージのつきにくいことがらについては，実際に患者とともに病棟内をまわり，手すりの位置やエレベーターの操作方法，トイレや洗面台の使用方法など，実際に

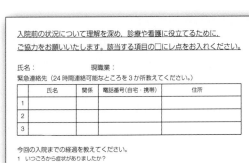

表

入院前の状況について理解を深め，診療や看護に役立てるために，
ご協力をお願いいたします。該当する項目の□にレ点をお入れください。

氏名：　　　　　　　現職業：
緊急連絡先（24時間連絡可能なところを3か所教えてください。）

	氏名	関係	電話番号(自宅・携帯)	住所
1				
2				
3				

今回の入院までの経過を教えてください。
1 いつごろから症状がありましたか？

2 いつ・どこの病院に行き，どのような治療をしましたか？

3 医師から，病気や治療についてどのような説明を受け，どのように感じていますか？

今までにかかった病気を教えてください。

年齢	病名	治療方法	治療した病院名	経過
				□治癒 □治療中
				□治癒 □治療中
				□治癒 □治療中
				□治癒 □治療中
				□治癒 □治療中

お薬の使用状況について教えてください。
□ 現在使用しているお薬がある
□ 使用を中止したお薬がある
（お薬手帳か，お薬の内容がわかる説明書を持参してください。お薬は入院予定期間より少し多めに持参してください。）

アレルギーはありますか？
□ あり □ なし
「あり」を選んだ方　□ 薬品 □ 食物 □ そのほか（　　　　　）
品名（　　　　　　　　　　　）
症状（　　　　　　　　　　　）

喫煙について
□なし □あり(1日　本を　年間) □過去に吸っていたがやめた（　歳～　歳）

飲酒について
□飲まない □ほぼ毎日飲む(何を　　　1日どれくらい　　　)
□機会があれば飲む

食事について
1 食事で気をつけていることがありますか
　□なし □あり(□味付け □量 □バランス)
2 1年以内に体重に変化がありましたか
　□なし □増えた □減った（　カ月で　kg）
3 最後に食事をとったのはいつですか　　月　日　時
4 宗教上で食べられないものがありますか
　□なし □あり(食品名　　　　　　　)
5 現在の食事について教えてください
　□普通食 □おかゆ □流動食 □きざみ食 □経管栄養
6 入れ歯はありますか □なし □あり
　ありの方
　□上全部(□取り外し可 □取り外し不可)
　□下全部(□取り外し可 □取り外し不可)
　□部分入れ歯(□取り外し可 □取り外し不可)
　(場所　　　　　　　　　　)

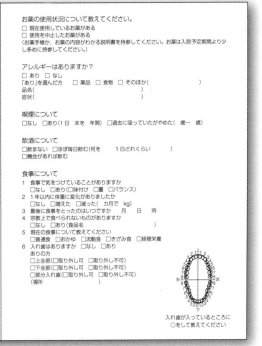

入れ歯が入っているところに
○をして教えてください

裏

排泄について
1 排尿回数　1日　回　夜間排尿回数　1日　回
2 排便回数　1日　回　最終排便　　月　日
3 困っていることはありますか □なし □あり
　「あり」を選んだ方
　□残尿感 □尿失禁 □頻尿 □排尿時痛 □尿意なし □尿もれ □尿閉
　□便秘 □下痢 □痔 □残便感

生活について
1 夜は眠れていますか □いいえ □はい(1日　時間)
2 睡眠薬は使用していますか □いいえ □はい(薬品名　　　)
3 補助具・補助装置・介護用品の使用
　□眼鏡 □コンタクトレンズ □補聴器(右・左) □松葉づえ □歩行器 □3～4点つえ
　□つえ □車いす □義足(部位　　　) □人工関節 □ペースメーカー
4 日常生活に支障がありますか
　□息苦しさ □咳 □むくみ □動悸 □めまい □痛み □かゆみ
　□そのほか(　　　　　　　　　　)
5 生活パターンをおしえてください

記入例
0時　　　6時7時8時　　12時　　　18時19時20時　23時24時
起床 食事 出勤　　食事　　　帰宅 食事 入浴　就寝

0時　　　6時　　　12時　　　18時　　　24時

知覚・認知について
1 見え方に問題がありますか □なし □あり
　ありの方 □ほとんど見えない(右・左) □光がわかる(右・左) □形がわかる(右・左)
2 聞こえに問題がありますか □なし □あり
　ありの方 □難聴(右・左) □補聴器(右・左) 手話
3 麻痺はありますか □なし □あり
　ありの方 □顔(右・左) □上肢(右・左) □下肢(右・左)
4 しびれはありますか □なし □あり
　ありの方 □顔(右・左) □上肢(右・左) □下肢(右・左)
5 物忘れは多いですか □なし □あり

家族状況について
年齢と性別を教えてください。持病のある方については病名を記入してください。
同居者(　　　　　　　　　　　　　)

　　　　　姉妹・兄弟　　　　　　子供
　　　　1＿＿＿才 男・女(　) 1＿＿＿才 男・女(　)
父＿＿才 2＿＿＿才 男・女(　) 2＿＿＿才 男・女(　)
(　　) 3＿＿＿才 男・女(　) 3＿＿＿才 男・女(　)
　　　　4＿＿＿才 男・女(　)
母＿＿才 5＿＿＿才 男・女(　)
(　　) 6＿＿＿才 男・女(　) 配偶者＿＿＿才(　)

その他
1 介護保険の認定を受けていますか □なし □あり(介護度　) □申請中
2 結婚していますか □未婚 □既婚 □別離 □死別
3 信仰している宗教はありますか □なし □あり(名称　　　)
4 女性の方にお尋ねします　最終月経はいつですか(　月　日～　月　日)
　□閉経(　才)

医師や看護師に伝えたいことがありましたらお書きください。

ご不明な点がありましたら看護師にお申し出ください。ご協力ありがとうございました。
問い合わせ先番号　××××－××××

こうした用紙に事前に記入してもらうことで，入院時に行われる既往歴の聴取をスムーズに行うことができる。

▶図6-13　外来情報収集用紙の例

体験してもらって理解をはかることも必要である。診察室から自室までの道順などは、歩きながら説明を復唱し、理解を得ていく。

病室でのオリエン▶
テーション　　病室では、テレビや冷蔵庫、ロッカーなどの備品の使用方法、ベッド柵の上げ下ろし、ナースコールの使用方法について説明し、実際に行ってもらい理解をはかる。ナースコールは手の届く場所に置くようにし、ささいなことでも、夜間でもつねに看護師が対応していることを伝える。ナースコールをさがさなくてすむよう、いつも同じ場所に置いておくことも大切である。

同室者がいる場合は紹介し、コミュニケーションがはかれるよう配慮する。つねに患者の安全を考慮したうえで対応にあたるよう心がける。

● 観察とアセスメント

眼疾患を有する年齢層は幅広く、また眼疾患以外に慢性疾患や運動機能障害をもって入院する場合もまれではない。外来看護師からの申し送り事項と、入院後の既往歴などの聴取により、患者の全体像を把握する。

同一の疾患であっても、視力の程度や、慢性疾患の有無、患者の理解度、家族背景などによって看護の優先順位がかわってくる。看護師は鋭い観察力をもって情報を収集し、アセスメントを行うとともに、看護に反映させる知識をもつことが重要である。また、充血や眼脂、流涙などの眼症状を観察し、感染性眼疾患の有無についても十分注意する。

3 手術当日の看護

● 身体的準備

[1] **食事**　局所麻酔下で行う手術では、食事制限がない場合が多いが、網膜硝子体手術施行時には直前食が禁食となることがある。全身麻酔下で行う手術では、午前中の手術の場合、前日21時以降が禁飲食となり、午後の手術の場合は朝食から禁食、手術4時間前が最終飲水可能時間となる。

糖尿病を合併症にもつ患者では、禁食により内服薬やインスリンの投与量を調整する必要が生じるので、医師の指示のもとに正確に行う。また、低血糖症状に十分留意して観察するとともに、万一症状がみられた場合のために、ブドウ糖を10g準備しておく。

[2] **清潔**　手術後は医師の指示があるまで、歯みがきや洗顔・洗髪・入浴が禁止となる。手術前に、自分でできる洗顔や歯みがきについては行っておくよう指導する。爪切りや、マニキュアの除去なども忘れずに行うようにする。

[3] **手術衣の着用**　着用方法については、前日のオリエンテーション時に説明しておき、出棟時間にまに合うよう声かけを行い、着用を促す。手術衣だけで

は寒い場合には，手術室まで上着を着用するなどして調節する。

● 手術前の処置

[1] **点眼** 内眼手術の場合は，散瞳薬の点眼を行うことが多い。医師の指示どおりの時間から点眼を開始し，患者名，左右どちらの眼に行うか，点眼薬の種類を施行ごとに確認し，的確に行う。

[2] **前与薬** 緊張や不安をやわらげるために，手術の1時間前に抗不安薬や非麻薬性鎮痛薬の筋肉内注射を行うことがある。薬剤名と患者を確認し，確実に与薬する。

[3] **手術眼・患者氏名の確認** 手術眼のマーキングや足底にマジックで氏名を記入するなど，手術眼の左右や患者の確認を確実に行う。

[4] **手術室への申し送り** 前与薬を行った患者以外は，徒歩で手術室に移動することが可能である。手術室の看護師に，患者の状態と，行われた処置を申し送る。

② 手術後の看護

1 手術直後の看護

● 全身状態の観察

申し送りとバイタルサインの測定▶ 手術室の看護師より，手術の方式や手術時間，手術中の経過と患者の状態などについて申し送りを受ける。その情報をふまえたうえで，眼の状態の観察やバイタルサインの測定を行い，手術侵襲による変化を見逃さないように注意する。

観察のポイント▶ 手術後の眼症状である眼痛や，血性流涙とその他の流涙，出血の有無に注意し，眼帯に汚染がみられる場合は交換する。頭痛や気分不快，吐きけ・嘔吐にも注意して観察を行う。

高血圧症や心臓疾患を有する患者の場合は，バイタルサインの異常や，胸部症状の有無に注意を要する。糖尿病をもつ患者では，空腹感や，発汗，手指の振戦，動悸，吐きけ・嘔吐，倦怠感などの低血糖症状の出現に注意して観察を行う。

とくに慢性疾患がない場合でも，手術の侵襲による血圧の上昇や，軽度の見当識障害など，予測できないことがおこりうる。いずれも，異常を早期に発見し，すみやかに医師に報告し，適切に対応することが重要である。

● 安静の保持

局所麻酔下で行われる外眼の手術では，手術後，ベッド上安静の必要はない

が，全身麻酔下の手術や内眼手術では，手術後，医師の指示による安静の必要が生じる。この場合，一般的に手術後2時間は仰臥位でベッド上安静となる。網膜，および硝子体手術時に眼内タンポナーデが施行されたときは，帰室後から医師の指示により，うつむき体位などの特殊な姿勢を保持することとなる（▶176ページ，図6-19）。

　安静を保持することによって，腰痛や背部痛が出現したり，トイレに行きたくなったらどうしようというストレスから，排尿障害を引きおこすこともある。2時間という時間が，患者にとって苦痛に満ちた時間とならないよう，患者の苦痛を察知した対応や，ナースコールの使用を促すなどのはたらきかけが必要である。患者が少しでも安楽に過ごせるよう，援助していく必要がある。

2　回復期の看護

● 日常生活への援助

　[1] **歩行**　片眼帯下での歩行は，平衡感覚が変化したり，視野が狭くなるなどの障害がおきる。危険防止に十分配慮して介助する。

　[2] **清潔**　感染を防止するため，洗顔や入浴，洗髪は医師の許可がないとできない。入院期間は清拭や，介助での洗髪により清潔を保つ。

　[3] **食事**　咀嚼により眼痛などが生じる場合は，軟食に変更して疼痛の緩和をはかる。片眼帯で食事しにくい場合は，食器の位置などの配膳を工夫したり，食事の介助をするなどの援助をしていく（▶図6-14）。

● 与薬と点眼の援助

　侵襲の大きな手術のあとは，感染の予防と消炎を目的として，内服や点滴による全身的な薬剤の投与が行われる。また，すべての眼科手術後，局所的に点眼薬が投与される。内服薬の投与はおおむね5日から1週間程度で終了とな

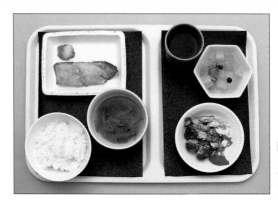

配膳の際に黒いマットを敷くことで，食器や食品の位置がわかりやすくなる。

▶図6-14　マットによる配膳の工夫

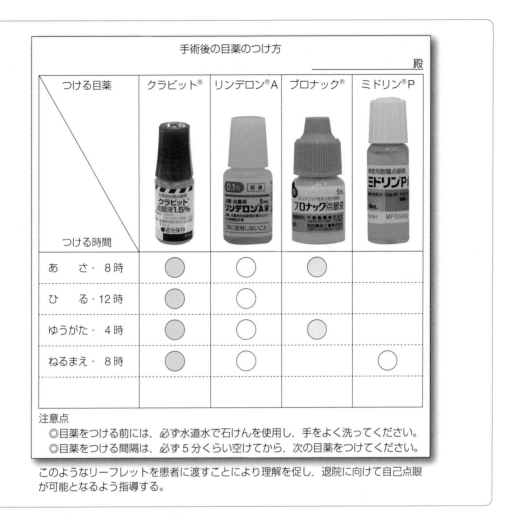

▶図 6-15　点眼指導時のリーフレットの例

るが，点眼薬の投与は数週間から数か月間続くこととなる。確実に投与し，その目的が達成できるよう援助する。また点眼薬においては，退院に向けて自己点眼が可能となるよう，指導を行う（▶図 6-15）。

3　退院時の看護

　退院時には，日常生活や薬剤，再診日などについて，医師の指示をもとに，患者の個別性に合わせて説明を行う。患者の理解力によって，本人だけで十分な場合と，家族を含めて，あるいは家族に説明したほうがよい場合があり，状況に応じて対応する。

　日常生活については，清潔や運動，職場復帰の時期について詳しく説明し，対象が小児の場合には，学校や幼稚園などに通うことができる時期や，運動やプールに入ることが可能かどうかなど具体的に説明する（▶図 6-16）。

　点眼薬は，その目的や必要性，手技とかかる時間，および種類と副作用につ

退院日×月××日		
	氏名　○○○○様　　主治医　○○○○	
次回診察日	月　日	
日常清潔		
入浴	×月×日　から入ってもよいです	
洗髪	×月×日　から自分で洗ってもよいです	
洗顔	×月×日　からよいです	
顔ふき	×月×日　からよいですがあまり強くふかないでください	
歯みがき	×月×日　からよいです	
ひげそり	×月×日　から電気カミソリでもよいです	
日常生活		
読書・テレビ	×月×日　からよいです	
仕事・学校	×月×日　からよいです	
煙草・飲酒	×月×日　からよいですが，ほどほどに	
運動 　（散歩・家事・性生活 etc）	×月×日ころからよいです	
旅行	×月×日ころからよいです	
治療		
点眼	内服	
軟膏	1日に（　　）回　右・左に塗布してください	
抜糸	眼帯	
コンタクトレンズ・眼鏡　①	月　　日ころ	
②	視力が落ち着いてからつくります	
＊その他注意事項		
・もし目に石けん水が入ってしまったら抗生物質系の目薬を点眼してください。 ・目の充血は，およそ 2～3 か月で消失しますので心配しないでください。		

○○病院眼科病棟　TEL03（1234）5678
眼科外来内線（1234）

日常生活に関することを具体的に説明する際，このような用紙を
用いると患者は理解しやすい。

▶図 6-16　退院時説明に用いる用紙の例

いて再度確認を行う。小児や高齢者など，退院後も介助のもと点眼を行う患者
については，介助する家族にも説明を行い，理解を得る。

　再診日以前に症状が悪化したり異常を感じたりした場合や，日常生活で不安
を感じた場合の連絡先も伝え，患者がすみやかに対応できるようにする。

G 疾患をもつ患者の看護

　この項では，眼科疾患をもつ患者の看護について学習する。手術適応の代表
的な眼科疾患には，白内障（▶107ページ），緑内障（▶112ページ），網膜剝離（▶
101ページ），糖尿病網膜症（▶98ページ），斜視（▶80ページ）があり，それぞれの

慢性期や手術前後の看護について解説する。角膜移植(▶94ページ)を受ける患者の看護についてもこの項で述べる。また、眼外傷や感染症といった手術適応ではない疾患の看護については、185ページ以降で解説を行う。

① 白内障の患者の看護

白内障は加齢を原因とするものが大半であり、高齢化社会を背景に眼科で最も多く手術を行う疾患となっている(▶107ページ)。したがって、眼科手術看護の基本となる疾患ともいえる。薬物療法として点眼薬や内服薬があるが、薬物によって白内障の混濁を軽減することはできない。あくまでも混濁の予防および進行を遅らせることが目的である。

近年、手術方法の目ざましい進歩により、手術侵襲の少ない安全性の高い手術が可能となった。手術の適応は拡大し、入院を必要としない外来での日帰り手術を行う施設も多い。

入院の適応は、眼合併症の有無や、たとえば慢性疾患の治療状況や運動機能に障害があり通院が困難であるといった身体的な状況、さらには患者の希望によっても異なる。短時間で終わる手術であっても、患者に与えるストレスは大きい。慢性疾患の悪化や環境適応能力の低下による認知障害の出現などを引きおこすこともあり、患者に合わせた手術様式の選択を行うことが大切である。

ⓐ 手術前の看護

1 アセスメント

(1) 両眼の視力と白内障の進行の程度、そのほかの眼疾患の有無
(2) 疾患・治療に対する不安や理解度
(3) 既往歴や慢性疾患の状況
(4) 身体的な加齢性機能障害の有無
(5) 家族背景と家族の協力体制

2 看護目標

(1) 患者が入院と手術に対して正しい認識をもち、適応することができる。
(2) 視力障害や慢性疾患による身体損傷などが予防され、安全に過ごせる

3 看護活動

[1] **入院・手術に対する正しい認識と適応のための援助** 白内障の手術は、外来での日帰り手術で対応している施設もあり、入院によって手術を行う場合は、慢性疾患や加齢による身体機能の低下、認知症、眼合併症などをかかえているケースが多い。高齢者特有の、新しい環境に対する適応能力の低下や視力低下の状況、手術に対する知識不足による不安な気持ちなどを十分に把握したうえ

での看護が必要となる。

　患者の入院や手術に対する認識度を確認し，対象に合わせた手術のオリエンテーションを行う。また，手術に関する不安については，不安の内容を具体的に知り，医師と連絡を密にして軽減をはかるようにする。手術前の処置として，点眼や内服などの指示がある場合は確実に行い，手術がスムーズになされるよう援助する。

[2] **安全の確保**　手術の適応の拡大により，白内障によって著明な視力障害をきたしている患者は少なくなってきている。しかし，もともとの視力よりは低下していることや，白内障による 羞 明，霧 視，あるいは環境に対する不適応によって，危険回避能力が低下している可能性がある。

　視力障害や慢性疾患による身体損傷などが生じないよう環境整備を徹底する。また，入院時オリエンテーションによる病棟や病室の構造の説明のほか，ナースコールの使用を促すことなどにより，患者自身の危険防止に対する理解を深め，安全に過ごせるよう配慮する。

ⓑ 手術後の看護

1 アセスメント

(1) 手術中や手術後の経過，視力回復の程度
(2) 全身状態や慢性疾患の状況
(3) 点眼・内服などの自己管理が可能か
(4) 退院後の生活に対する不安や，家族の援助の有無

2 看護目標

(1) 手術眼に合併症の徴候がみられず回復する。
(2) 危険防止に留意し，安全な入院生活を送ることができる。
(3) 退院後の生活の留意点について理解できる。

3 看護活動

[1] **合併症の観察**　手術方式の改良に伴い手術侵 襲 の軽減がはかられ，術後合併症は以前より少なくなってきている。

　手術後は点眼薬や内服薬が投与される。感染を防止して炎症を最小限にとどめるよう，確実に与薬する。手術後に眼痛を訴えるケースは少なく，通常は結膜の充血がみられる程度であるが，感染をおこした場合は，バイタルサインの変調や，視力の低下，眼痛などの症状が出現するため，注意して観察する。

　手術中に合併症をきたした場合には，手術後に一過性の眼圧上昇による眼痛や頭痛，吐きけの症状が出現したり，逆に低眼圧になったりすることがある。また，角膜に障害をきたして視力向上の遅延がおこることや，強い炎症症状に

よる眼痛などをおこすこともある。手術中の経過を把握し，症状の観察に努め，医師と連携をとって異常の早期発見および早期対応を心がける。

[2] **危険防止と安全な入院生活の継続**　手術後は片眼帯となるため，視野や平衡感覚に変化をきたし，危険な状態となる。手術前と同様に環境整備の徹底や患者の自覚を促すなど，患者の安全には十分に配慮する。また，手術による精神的なストレスから，一過性の見当識障害をきたし，手術日の夜間にベッドからの転落事故などをおこすこともある。夜間はとくに注意し，トイレ誘導などを適切に行うようにする。

[3] **退院指導**　退院時に，医師より日常生活上の制限については指示がなされるが，一般的には退院と同時に，ふだん行っている程度の日常生活動作は可能となる。退院後は点眼薬を継続して投与する必要があるので，入院中に，自己点眼が可能か，点眼の管理能力があるかなどを判断し，必要時には家族を含めた指導を行う。点眼指導の用紙（▶151ページ，図6-10）を用いるなど，対象に合わせた援助を行う。また，晩期合併症として，後発白内障や眼内炎がおこることがあるので，視力低下や眼痛などの異常時にはすみやかに受診するよう，連絡先を明記する。

　手術によって挿入した眼内レンズは，一定の距離でよく見えるように度数が設定されている。その距離より遠く，または近くを見るためには眼鏡の装用が必要となるため，手術後1か月程度経過して，眼の状態が落ち着いてから眼鏡合わせを行うことを説明する。

　先天白内障の手術後は，眼内レンズを挿入しない場合，コンタクトレンズを装用することが一般的であるが，外れやすいなどの弊害も多い。近年では，生後1か月から装用可能な眼鏡もある（▶155ページ，図6-11）。

白内障外来手術▶
（日帰り手術）
　自己管理能力のある患者であれば，日帰りでの白内障手術（白内障外来手術）に対応している施設も多い。日帰り手術の場合でも手術室で手術を行うことにはかわりないが，その前後の対応が異なる。留意点について以下に述べる。

(1) 外来診療中に，疾患や手術についての理解を得なければならない。十分なインフォームドコンセントをはかるため，パンフレットやクリニカルパス（▶図6-17）を用いて手術の方法，時間，安静の必要性，点眼や内服の説明を行い，理解を得る。また，入院であっても外来手術であっても，保険適応外である多重焦点レンズを使用して手術を行う場合には，レンズの代金が自費診療となるため，あらかじめ事務部門と連携をとる。

(2) 手術前までに行う検査・処置のチェックリストを作成し，確実に行うようにする（▶170ページ，図6-18）。

(3) 当日は家族に同伴してもらい，眼痛や気分不快などの異常時の緊急連絡先を必ず伝える。

(4) 手術前に確実な点眼指導を行う。

(5) 当日，患者が来院して手術を行うまでの間は，非常にあわただしく患者

日帰り白内障手術を受けられる患者様へ

項目＼病日	手術当日	
	病院に来るまで	病院到着から手術まで
食事	・朝食は普通に召し上がって下さい。 ・昼は食べずに来院してください。	・昼食は食べられません。
安静	・とくに制限はありません。	・とくに制限はありません。 ・待機中に眼科外来から離れるときは，必ず看護師に声をかけて下さい。
清潔	・爪は短く切り，マニキュアは落として下さい。 ・来院される前に洗顔を行い，化粧はなさらないようにお願いいたします。 ・手術翌日の診察後までは入浴ができませんので，当日の朝か前日の夜に入浴をすませておいて下さい。	
処置・検査		・手術前後に，体温・脈拍・血圧の測定をします。 ・来院後から手術室に行くまでの間に，瞳を開く目薬を3回さします。 ・手術室へは13時30分ごろに行きます。
点眼・内服薬	・朝，クラビット点眼薬をさして来て下さい。 ・普段服用している薬のある方は，朝の分を内服して来院して下さい。 ・昼に飲んでいる薬がある場合は持参して下さい。	
注意・説明事項	・手術承諾書は，記名・捺印をして持参して下さい。 ・貴金属類は身に着けずに来院して下さい。 ・ご家族の同伴をお願いします。 ・手術着に着がえますので，着脱の簡単な服を着用してきて下さい。 ・万が一到着が遅れた場合は，手術が行えない場合があります。	・手術室まで歩いて行きます。 ・手術室で手術着に着がえます。頭髪のピン，腕時計，指輪，入れ歯，貴金属類などははずしていただきます。 ・自宅に持ち帰り用の眼帯とテープを購入しに行っていただきます。 ・手術後のお薬を受け取りに行っていただきます。 ・手術室入室時や処置の際，確認のために名前・手術する眼をお聞きしますので，ご協力お願いします。

▶図6-17　クリニカルパス(患者用)

に緊張感を与える。看護師は落ち着いた態度で接し，患者に余計な不安を与えないよう配慮する。

(6) 手術後は，日常生活上の注意事項や次回受診日の説明を行い，きちんと理解されているかの確認を行う。

② 緑内障の患者の看護

緑内障は，診断後に治療を行っても治癒にいたることはなく，慢性に経過する。眼圧のコントロールが不良の場合は手術療法を行い，その後も定期的な通院と点眼治療を行うという経過をたどるものがほとんどである(▶112ページ)。そのため緑内障の治療では，定期的な受診による眼圧測定や薬物療法，視野検査による進行状況の確認が重要である。近年では，1日1回の点眼で効果が得られる薬剤や，複数の薬剤の特長をもつ配合剤の登場により点眼回数は減って

手術当日	手術翌日
手術後	
・帰宅後，夕食から普通に召し上がれます。	・とくに制限はありません。
・まっすぐ自宅にお戻りいただき，できるだけ静かにしておいてください。	・仕事，運動，旅行の再開については，診療時に医師に連絡して確認して下さい。
・洗顔，入浴，洗髪はできません。 ・歯磨き，ひげ剃り，顔拭きはできます。 ・顔を拭くときは，手術した眼の周りを避けて下さい。	・入浴は診察後から可能になります。首から下だけで，眼をぬらさないように注意して下さい。 ・洗顔・洗髪は手術後3日目から可能になります。それまではふくだけにして下さい。 ・ガーゼ眼帯は朝の点眼時はずしてかまいません。
・手術当日は，目薬はありません。	・医師の指示通りに点眼，服薬をして下さい。
・手術室からは車いすで帰ってきます。 ・手術後はガーゼの眼帯をして帰ってきます。翌日の診察のときまでつけておいて下さい。 ・付き添いの方に会計に行っていただきます。 ・飲酒は控えて下さい。 ・眼や頭をぶつけないように注意して下さい。 ・痛みが気になるときにはロキソニンを飲んで下さい。	・翌日以降の診察につきましては，個々人で異なります。診察の際に次回の予約をして下さい。 ・手術した眼が見えにくくなったり，痛むような場合，緊急に治療が必要なことがあります。眼科外来もしくは救急外来にご連絡下さい。 ・眼鏡・コンタクトレンズは，視力が落ち着いたころ処方いたします。 ・もし眼に水が入ってしまったら，クラビットを点眼して下さい。

▶図6-17（つづき）

おり，患者の薬剤管理における負担は軽減してきている。

ⓐ 慢性期の看護

　緑内障は自覚症状が乏しいため，人間ドックで精査をすすめられた場合や，ほかの疾患で眼科を受診した際に気づくことが多い。診断後は定期的な受診を行い，眼圧測定や視野検査により疾患の進行状況を確認し，生涯にわたり点眼治療による眼圧コントロールを行う必要がある。治療の中断や発見の遅れなどにより視神経の萎縮がおこると，最終的に失明にいたることもある。

1 アセスメント

(1) 疾患に対する理解の程度
(2) 点眼治療の認識と，点眼手技の確実性
(3) 日常生活への影響

日帰り白内障手術クリニカルパス（医療者用）

患者 ID・氏名・生年月日・性別

右・左　　白内障

感染症	HB（　）HCV（ ） W 氏（ ）HIV（ ）
アレルギー	

〈医師〉

術前検査時
□既往歴の確認
DM，心疾患，歩行できない人
付き添いのない人は不可
□服用中の薬の確認

□オフサルモ・眼軸

□承諾書を渡す

□薬の処方
・ロキソニン 3T（疼痛時）
・RDA・BNC・MydP　各 1 本
説明：CV3 日前～　後の薬は術後
□手術翌日再診の予約

術前まで
□ IOL 計算・準備

〈看護師〉

術前検査時～手術日
□レントゲンフィルム取り寄せ
□手術決定書取り寄せ

手術日
□持参品の確認
□カルテ　□承諾書　□ IOL
□胸 X-P　□心電図
□手術申し送り書

□術前チェックリスト
□ケーパイン，テープ購入依頼

術後指導
クリニカルパスに沿って実施
□点眼・内服
□日常生活
□再診日

術前処置
□散瞳：ミドリン P・ネオシネジン　Ope 出しまで 30 分ごと
□クラビット 1 回
□持参薬内服：有・無

▶図 6-18　クリニカルパス（医療者用）

(4) 家族の協力体制

2 看護目標

(1) 緑内障に対する病識がもてる
(2) 点眼治療の必要性を理解し自己管理できる
(3) 定期的な受診を行い，疾患を管理できる

3 看護活動

[1] **正しい病識のための援助**　開放隅角緑内障では，高眼圧による自覚症状はほとんどない。また，初期の視野異常があっても，両眼視をしている状態で異常を自覚することはむずかしい。そのため，疾患に対する理解を深めることが，治療を継続するために重要となってくる。適切なインフォームドコンセントのため，医師の説明をサポートし，患者の理解度を確認し，補足することも必要である。

[2] **点眼治療の必要性の理解と自己管理のための援助**　点眼の回数がまもられ

ているか，また正しい点眼手技を行うことができているかについて聞き取りを行い，実際の点眼の様子を見て確認を行う。回数がまもれない，点眼がうまくできないなど，患者が困っていることについて個別に相談を行い，点眼管理が適切にできるよう指導を行う。

1日1回の点眼であっても，薬剤の特性によって使用方法や使用適正時間に違いがある。看護師はそれらを十分に理解したうえで患者に指導する。たとえば，β遮断薬は交感神経のはたらきを抑制するため，朝の使用をすすめる。プロスタグランジン製剤であれば，副作用として色素沈着・充血があるため，点眼後のすみやかな洗顔や，充血が目だたないように夜に使用するよう案内する。

[3] 定期的な受診のための援助　慢性期に緑内障の治療を中断してしまうと，視野異常が進行して中途失明にいたる場合もある。そのため，定期的な受診が必須である。患者が予定どおりに受診しなかった場合は，電話連絡などで来院を促すことや，再受診に来た際に労をねぎらうなどをして，通院が継続できるようサポートすることが重要である。

ⓑ 手術前の看護

薬剤による眼圧コントロールが不十分で，視野異常に進行がみられる場合は，手術の適応となる。患者の多くは長期の外来通院をおこなっており，点眼薬や内服薬による治療を継続したにもかかわらず手術にいたったという背景をもつ。このような患者の心理を理解して看護にあたることが大切である。

1 アセスメント

(1) 緑内障の進行の程度と，視力・視野の状況
(2) 治療の経過と手術に対する認識と理解の確認，不安の有無
(3) 既往歴や慢性疾患の状況
(4) 家族の協力体制

2 看護目標

(1) 疾患・治療に対する正しい認識がもて，入院に適応することができる
(2) 視力障害・視野異常による身体損傷などが生じることなく，安全に過ごせる
(3) 不安を言葉で表現でき，手術に対して前向きな言動ができる

3 看護活動

[1] 入院への適応の援助　緑内障は外来での通院期間が長く，通院中に病識や自己管理能力を獲得している患者も多い。入院時の既往歴などの聴取時に，患者の疾患や治療に対する認識度を把握する。患者にとって，入院して手術を受けるということは，緑内障という疾患をかかえて生きていくための一段階でし

かない。看護する側はそれをふまえたうえで，患者が入院に適応できるよう，入院・手術オリエンテーションを行うなど配慮する。緑内障は両眼性のことが多く，入院中に点眼を継続して行うことが多い。手術眼ではないほうの眼の治療状況を把握し，点眼を継続できているかを確認することも重要である。

[2] **安全の確保**　視野に異常があると，視力が保たれていても見える範囲が狭くなり，危険を察知する能力が著しく低下する。通常であれば見えているはずの，足もとの障害物や周囲の物品の位置などがわからず，接触してしまう可能性があるので留意する。

　入院によって環境が変化することにより，生活の不自由度や危険性は増大する。看護師が環境整備によって危険防止に努めることは当然であるが，患者自身が視野異常を自覚し，事故防止のための行動がとれるようはたらきかける。そのためには，患者の認識度を把握し，患者の性格や行動特性に応じた対応をすることが必要である。また，夜間はとくに見えにくくなるので，ナースコールの使用をすすめ，適切な介助により事故防止に努めていく。

[3] **精神的援助**　緑内障は，一般的に失明にいたる病気としての認識が高い。疾患の状況によって予後や治療が異なるとしても，失明にいたる病気という概念は，患者の不安を助長する。

　また，不安の程度は，患者の性格やいままでの経験にも左右される。とくに，俗に「緑内障気質」とよばれるほど，緑内障患者には神経質な性質がみられることが多い。不安を表出するためには信頼関係が必要であり，訴えを傾聴し，患者の苦痛を受けとめていくことが大切である。そして患者がなにに対して不安をいだいているのかを明確にし，不安の軽減に努めていく。

ⓒ 手術後の看護

1 アセスメント

　　(1) 手術中・手術後の経過や眼圧値
　　(2) 眼症状の有無
　　(3) 全身状態や慢性疾患の状況
　　(4) 手術後の経過や退院後の生活に対する不安
　　(5) 治療継続のできる環境や，家族の協力体制

2 看護目標

　　(1) 手術眼に合併症の徴候がみられず回復する。
　　(2) 危険防止に留意し，安全な入院生活を送ることができる。
　　(3) 疾患の特性や治療継続の必要性について理解できる。
　　(4) 退院後の生活の留意点について理解できる。

[1] **手術眼の術後合併症予防**　緑内障の手術後の合併症としては，感染や一過性の高眼圧あるいは低眼圧などがあげられる。内服薬や点眼薬による感染防止に努め，手術後の眼圧値の変化を把握する。頭痛や吐きけなどを伴う高眼圧になる可能性は少ないが，かすみ感などの自覚症状に注意して観察を行う。患者の性格にもよるが，眼圧値に一喜一憂したり神経質になりやすいため，患者の不安を受けとめ，精神的なサポートを心がける。

[2] **安全な入院生活の援助**　視野異常と入院による環境の変化に伴う危険因子のほかに，手術後は眼帯を貼用することにより危険が増大する。手術前後の患者の変化を観察し，手術前に引きつづき環境整備の徹底や，患者の自覚を促す。また，適切な誘導や介助により安全な入院生活が送れるよう援助していく。

[3] **疾患の特性や治療継続の必要性の指導**　手術にいたった緑内障患者は，眼圧のコントロールが不良なだけでなく，視野にも異常が出現している状態である。手術により眼圧のコントロールが良好になり，点眼による治療の必要性がなくなっても，定期的な受診による眼圧値の確認や視野検査が必要となる。

　正しい知識に基づいた治療の継続が行えるかどうかによって，予後が左右される。患者だけではなく，家族も含めて疾患に対する理解度を確認し，医師と連絡を密にすることで正しい認識がもてるようはたらきかけ，指導していく。

[4] **退院後の生活の指導**　同じ緑内障でも，分類や手術後の経過によって退院後に必要となる管理は異なる。医師から患者の現状と今後の治療方針，日常生活上の注意点について情報を得て，患者指導にあたる。患者の現状に対する家族の理解も重要であり，治療を継続するための環境が整えられるようはたらきかける。

③ 網膜剝離の患者の看護

　網膜剝離の原因は，強度の近視や外傷・特発性・アトピーなどによる網膜裂孔の発生によるものが多い。視力低下や視野欠損を生じ，突然の症状の出現に患者は大きな不安をいだく(▶101ページ)。レーザー治療を行い，経過を観察できる場合もあるが，そのほとんどが手術の適応である。

　昨今，網膜剝離で行われる硝子体手術は，糖尿病網膜症・黄斑円孔・黄斑上膜などでも施行される(▶106ページ)。網膜剝離の看護は，手術対象となるこれら網膜・硝子体疾患の看護と共通する部分が多い。

ⓐ 手術前の看護

1 アセスメント

(1) 網膜剝離の状態と，それに伴う視力低下や見え方の変化
(2) 疾患・治療に関する認識と理解
(3) すみやかな手術に対する，心理的な状況
(4) 既往歴や慢性疾患の状況
(5) 家族の協力体制

2 看護目標

(1) 疾患・治療に対する正しい認識がもて，入院に適応することができる。
(2) 不安を言葉で表現でき，手術に対して前向きな言動ができる。
(3) 視力障害・視野異常による身体損傷などが生じることなく，安全に過ごせる。

3 看護活動

[1] **入院への適応の援助**　網膜剝離は突然発症し，診断されてから手術までの時間も短いため，患者は驚きや不安をいだくことが多い。放置すれば失明するという現実は，恐怖感にもつながる。治療方法は手術であり，手術までの間に安静を保持することによって，網膜剝離の進行を阻止し，網膜下液の吸収を促進させる。手術を受容して入院に適応できるよう，既往歴などの聴取時に患者の認識度を把握し，指導するように努めていく。

　全身麻酔下での手術では，手術前日に麻酔科医の診察があり，手術前処置の指示がある。そのほかに，散瞳薬の点眼や手術前の飲水・食事の制限などの指示を適切に行い，手術がスムーズに行われるよう援助する。

[2] **精神的援助**　信頼関係が構築されている場合は不安を表出しやすいが，患者が入院後まもなくに不安を訴えることは少ない。むしろ，自分の不安や恐怖感を口に出すことすらできない状態であることが多い。疾患や手術に対して理解度が高ければ不安も少なくなるため，インフォームドコンセントをどの程度はかることができているかが問題となる。また，家族の協力や励ましも患者の支えとなり，不安の軽減につながる。医師との連絡を密にし，家族からも協力を得ていく。

　予後や治療に対しての不安は，緊張やかたい表情，イライラ，怒りなどさまざまなかたちであらわれる。同じ質問を繰り返したり，検査や病態に強い関心を示すことも不安の反応である。また，身体反応として発汗・過呼吸・頻脈・頻尿・吐きけ・頭痛・不眠などが出現することもある。患者の心理状態に十分な理解をもって対応できるよう心がける。そのうえで，適切な検査や治療が行

われるように援助し，患者が苦痛や不安を表出できるような治療環境や人間関係をつくっていく。

　患者どうしで共感できる部分も多いため，可能であれば同一疾患の患者と同室にすることも効果的である。その経験は実感を伴うため強い励みとなり，回復への意欲と希望をもたらして不安をやわらげる。いままで同一疾患患者にかかわった経験をもつ看護師の存在も，同様の効果がある。

　[3]安全の確保　網膜剝離は，アトピーなどに起因する以外は，片眼性であることがほとんどで，健眼の視力があるぶん，危険因子は少なくなる。しかし突然の視力の低下や視野の障害，平衡感覚の変化により危険回避能力が低下していることを考慮し，環境整備に努め，適切な介助を行えるよう配慮する。

ⓑ 手術後の看護

1 アセスメント

(1) 手術中・手術後の経過
(2) 眼内タンポナーデの使用の有無
(3) 体位制限の保持状況・必要性に対する理解度
(4) 身体的苦痛や褥瘡の有無
(5) 手術後の状況に対する理解と不安の程度
(6) 社会復帰への支障の有無
(7) 家族の協力体制

2 看護目標

(1) 手術眼に合併症の症状がみられず回復する。
(2) 体位制限に関連した身体的苦痛やストレスが緩和される。
(3) 危険防止に留意し，安全な入院生活を送ることができる。
(4) 不安を言葉で表現でき，前向きな言動ができる。
(5) 退院後の生活の留意点について理解できる。

3 看護活動

　[1]手術眼の術後合併症の予防　網膜剝離の手術後の合併症として，感染や炎症，眼内タンポナーデ物質（▶106ページ）の使用による眼圧上昇があげられる。感染予防のために，内服薬や点眼薬を確実に投与する。炎症や眼圧上昇に伴う眼痛，頭痛，吐きけなどの症状に注意し，とくに眼痛に関しては具体的にどのような痛みかを詳細に観察する。必要に応じて，鎮痛薬の投与や，医師に報告して診察を行うなどの対応をする。

　[2]体位制限に関連した身体的苦痛やストレスの緩和　眼内タンポナーデ物質を使用する目的は，網膜を眼球の内側から眼球壁側に押しつけ，網膜の復位を

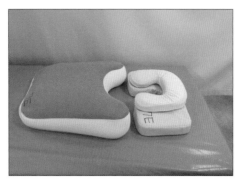

a. うつむき体位で用いる用具
うつむき用安楽枕(右)と胸にあてるクッション(左)。

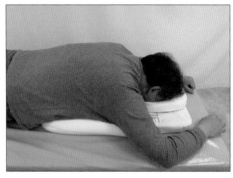

b. うつむき体位
a の用具を使用している様子。患者によって安楽の感じ方は異なるため, 個々の患者の最も安楽な状態をさがすよう工夫する。

▶図6-19　うつむき体位

たすけることにある。タンポナーデ物質は空気やガス, シリコーンオイルなどであり, 硝子体よりも比重が軽いため上方に浮く。よって, 術後は網膜の押さえたい部分が上になるように, 臥床時に腹臥位を保持する必要がある。起座位をとる際や歩行時にも, つねに頭位は下向きのうつむいた状態を保持することとなる。

　この状態では頸部痛や肩部痛, 腰痛などが出現することが多いため, うつむき用安楽枕やクッションの使用(▶図6-19), 湿布薬の貼用により疼痛の軽減をはかる。どのように用具を使用したら安楽な体位が得られるかは個々の患者によって異なるため, 創意工夫する。同一体位の保持に伴い循環不全がおこり, 皮膚の発赤や水疱などが生じていないか観察を行う。発赤が生じている際には圧迫がかからないような工夫を行い, 症状がつよい場合は皮膚科を受診する。

　うつむき体位の必要性に対する患者の理解度が低い場合は, 体位を保持することが困難となり, 眼内タンポナーデの効果が十分に得られない。患者の理解度を確認し, 必要性を説明して保持に努める。

　行動の制限は精神的ストレスとなり, とくに下を向いて過ごすことは, 患者を憂うつな気分にさせる。患者と目線を合わせて話しかけたり, 苦痛を受けとめたうえで励まし, 精神的なサポートに努める。

[3] 環境整備　全身麻酔下での手術は, 手術後にふらつきを伴うことがあるた

め，片眼帯貼用による危険とあわせて，注意深い観察と適切な誘導が必要となる。眼内タンポナーデ施行によるうつむき体位の場合，歩行時も下を向いているため，危険察知能力が低下する。環境整備を行う際にも，患者が過ごしやすいように物品の位置を決めたり，患者自身にも安全のための認識を深めるよう説明し，危険防止に努めていく。

[4] 精神的援助 網膜剝離の手術における網膜の復位率は，一般的に90〜95％程度といわれており，1回の手術で復位できず再手術を行う場合もある。網膜が復位されない場合は，いずれ視力を失うことになる。また，網膜が復位してもすぐに以前と同じ視力に戻れるわけではなく，重症であればあるほど回復に時間を要し，視力の低下を免れない場合もある。

このような現状をふまえると，患者の不安は，手術が成功して網膜が復位されたかどうか，視力は回復できるのか，社会復帰に支障はないかなど，さまざまであることが理解できる。患者が不安をかかえていることを察知し，不安を表出しやすい，あたたかく余裕をもった態度で接する。患者が不安を表出した場合には，十分に受けとめ，具体的な解決方法について患者とともに模索できる人間性が望まれる。

[5] 退院後の生活指導 網膜剝離手術後の視力回復の程度は，網膜が剝離してからの時間の経過と剝離の部位，剝離が黄斑部にいたっていたかにより異なる。また，視力回復の程度や職種によって，社会復帰の時期が異なる。車の運転をする職種や重労働な職種では，配置がえや転職などが必要なこともあり，退院前に家族を含めた十分な話し合いが必要となる。

網膜剝離の再発などの早期発見のため，眼症状に異常が生じた場合の連絡先を伝え，定期的な眼科受診を怠ることのないよう指導を行う。

家族にも患者の状況を理解してもらい，点眼管理や定期受診の必要性について指導し，協力を得る必要がある。

④ 糖尿病網膜症の患者の看護

糖尿病網膜症は糖尿病の三大合併症の1つであり，進行すると失明にいたる可能性がある（▶98ページ）。15年以上糖尿病に罹患している患者の場合，約80パーセントが糖尿病網膜症を有しており，年間3,000人が糖尿病網膜症で失明しているとされている。また，糖尿病網膜症を発症すると，黄斑部に浮腫が生じる糖尿病黄斑症を併発することもある。糖尿病の治療を開始した時点から定期的な眼科受診を行えるよう援助を行い，早期発見，早期治療に努める。

糖尿病網膜症は病期によって単純糖尿病網膜症，前増殖糖尿病網膜症，増殖糖尿病網膜症に分けられる。前増殖糖尿病網膜症では，進行を遅らせるため必要に応じて網膜光凝固が行われる。症状が進行して増殖糖尿病網膜症となり，硝子体出血や牽引性網膜剝離がおこると，硝子体手術の適応となる（▶106ペー

ジ）。薬物療法としては，抗 VEGF 薬や副腎皮質ステロイド薬の眼内投与が行われる。

　なお，糖尿病網膜症の事例による看護過程の展開については，第7章 B 節（▶206 ページ）を参照のこと。

ⓐ 慢性期の看護

　原疾患となる糖尿病がきちんと管理されていることに加えて，定期的な眼科受診が重要である。一度，糖尿病網膜症を発症すると，血糖の管理がきちんと行われていても症状は不可逆的に進行し，失われた視機能はもとに戻らない。さらに，血糖コントロールが不良であったり，合併症である貧血が強かったりすると，糖尿病網膜症ははやく進行する。そのため，糖尿病網膜症を発症する前の段階で，いかに眼科定期受診が重要であるかを理解してもらい，受診を継続することが重要となる。

1 アセスメント

　(1) 糖尿病治療歴や血糖コントロールの状況
　(2) 糖尿病網膜症を含む合併症の程度
　(3) 病識と治療に対する意識
　(4) 家族の理解と協力

2 看護目標

　(1) 糖尿病血糖管理が適切に行われている。
　(2) 合併症予防に努められる。
　(3) 治療に対するモチベーションが維持できる。

3 看護活動

　[1] **血糖管理**　食事療法の必要性の理解度や，薬物療法をきちんと管理できているかについて情報を得る。糖尿病の治療は内科が主体となって行うため，眼科と内科で情報交換を行い連携をとる。糖尿病患者には，糖尿病手帳に加え，眼科医の記入する糖尿病眼手帳があることも伝える（▶図 6-20）。これらを活用して適切な血糖管理を行い，糖尿病網膜症の進行を予防していく。

　[2] **合併症の予防**　糖尿病の眼合併症は細小血管症によっておこり，糖尿病黄斑症は，合併症である糖尿病腎症との関連も指摘されている。眼疾患だけでなく，神経障害や糖尿病腎症といった合併症の予防も重要であるため，受診時にはこれらに関する症状の有無にも注意し，早期発見に努める。合併症予防における血糖管理では，HbA1c の値を 7.0% 未満にすることを目標とする。

　[3] **定期受診のための指導**　糖尿病と診断され，眼科受診をすすめられた段階では，患者の糖尿病に対する認識が不十分であることが多い。早期から眼合併

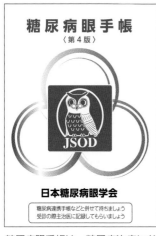
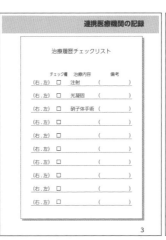

糖尿病眼手帳は，糖尿病治療における内科・眼科の連携のために用いられる。糖尿病患者の受診歴を記録していくことで，症状の進行や治療履歴の情報を共有することができる。

（日本糖尿病眼学会「糖尿病眼手帳」より）

▶図 6-20　糖尿病眼手帳

症を予防するためには，網膜症がなくても 6〜12 か月に 1 回の定期受診が必要とされる。糖尿病の療養を受け入れる患者の状況が，どの程度であるかをふまえて患者の訴えを傾聴し，治療に対するモチベーションを保った状態で定期受診ができるよう指導を行う。

ⓑ 手術前の看護

症状の進行により増殖糖尿病網膜症となり，硝子体出血や牽引性網膜剝離がおこった場合は硝子体手術の適応となる（▶106 ページ）。以下に硝子体手術における看護を述べる。

1 アセスメント

(1) 現病歴，視力，糖尿病網膜症による眼症状の状況
(2) 糖尿病の治療経過と合併症の有無
(3) 疾患・治療に対する認識と理解
(4) 手術に対する受容度と不安の有無
(5) 社会的背景や家族の協力体制

2 看護目標

(1) 疾患・治療に対する正しい認識がもて，入院に適応することができる。
(2) 視力障害による損傷などが生じることなく，安全に過ごせる。
(3) 血糖のコントロールを良好に保つことができる。

3　看護活動

[1] **疾患・治療に対する正しい認識と，入院への適応の援助**　糖尿病網膜症は糖尿病に起因しているが，手術の適応となった時点で血糖のコントロールが不良であるとは限らない。糖尿病の管理がきちんとされていない場合は，眼の状態がわるいことも受け入れやすいが，糖尿病がきちんと管理されている場合には，「なぜ眼の状態がわるくなってしまったのか」と，疑問が先にたつことが多い。

　糖尿病網膜症は，一度進行が始まると糖尿病の状況のいかんによらず，増悪していくことを理解する必要がある。また，糖尿病網膜症に対する手術療法の目的は，視機能の回復のためではなく，温存のためであることへの理解も重要である。

　糖尿病や糖尿病網膜症に対する患者の認識がどの程度あるかについて注意深く観察し，不足している場合には，現在の状況を医師に伝え，家族を含めて指導にあたるようにする。糖尿病は慢性疾患であるため，手術前から患者の認識をはかり，不十分な場合は補正していくことが重要となる。

[2] **安全の確保**　糖尿病網膜症による視力の低下は，両眼性におこっていることが多い。硝子体出血をおこした場合は，急激な視力低下により独歩もままならない状況に陥る。その可能性や，現在の視力の状況を考慮に入れたうえで看護にあたり，環境整備や適切な誘導を行い，危険防止に努めていく。

　糖尿病網膜症は夜盲を伴うことがあるため，夜間や暗室での歩行にはとくに注意し，患者にも自覚を促してナースコールの使用をすすめ，適切な誘導により危険防止に努める。

[3] **血糖のコントロール**　血糖のコントロールには，食事療法や運動療法，内服やインスリン注射による薬物療法が適用される。血液データから血糖コントロールの情報を得て判断する。管理がきちんとされている場合でも，手術当日は手術のストレスや禁食により血糖値が変動しやすいので，低血糖などに注意する。

　糖尿病の管理が不十分な場合は眼疾患と平行した治療が必要となり，内科医と連絡をとりながら血糖値の日内変動検査などが行われることが多い。医師の指示に従い，適切に対応する。

ⓒ 手術後の看護

1　アセスメント

　(1) 手術中・手術後の経過や感染徴候の有無
　(2) 手術後の経過に対する認識と理解，不安の有無
　(3) 手術のストレスによる血糖コントロールの変化

(4) 糖尿病と糖尿病網膜症を管理していく治療環境

2 看護目標

(1) 手術眼に合併症の徴候がみられず回復する。
(2) 危険防止に留意し，安全な入院生活を送ることができる。
(3) 糖尿病の特性や治療継続の必要性について理解できる。
(4) 退院後の生活の留意点について理解できる。

3 看護活動

[1] 手術眼の合併症予防　糖尿病網膜症の手術は網膜剝離の手術と手術法が同様であるため，手術後の合併症に対する看護も同様である。具体的には，糖尿病患者は易感染性となっており，また硝子体出血がおこりやすいことがあげられる。ほかにも新生血管緑内障が出現するなどの合併症が考えられる。

　内服や点眼薬を確実に投与し，身体の保清を心がけ，感染防止に努めていく。眼症状の観察を行い，異常の早期発見に努めることも大切である。

[2] 安全の確保　手術前からの危険因子に加え，片眼帯下での危険が加わる。体位規制がある場合には，網膜剝離の看護(▶173ページ)に準じる。手術前と同様に，環境を整えて適切な誘導により安全を確保していく。

[3] 糖尿病の特性や治療継続の必要性の指導　糖尿病は慢性疾患であり，退院後も管理していく必要がある。基本は食事療法であり，自己管理能力が問われる。手術前の糖尿病の認識度の評価をもとに，退院後も適切な治療が行われるよう指導を行う。また，糖尿病網膜症に関しては，継続した定期受診の必要性を指導していく必要がある。

　糖尿病網膜症は中途失明原因の上位に位置しており，指導する看護師がそのような状況を理解して対応できることが重要である(▶191ページ，表6-2)。

[4] 退院後の生活の指導　退院後は，点眼薬を継続して投与することになるため，視力の状況によって自己点眼が可能であるかを判断し，場合によっては家族を含めた点眼指導を行う。糖尿病の治療には家庭における食事療法や薬剤の管理も必要となり，家族の協力と理解が不可欠である。また視力の状態によっては，引きつづき自宅でも危険防止に留意するように指導を行っていく。

⑤斜視の患者の看護

　斜視は両眼の視線が正しく目標に向かない状態であり，眼位の異常に両眼視の異常が加わったものである(▶80ページ)。眼筋・神経支配の異常，遠視，両眼視異常，視力障害などが原因としてあげられる。眼位の異常は，整容的に大きく影響を及ぼし，その面からも手術を希望する患者は多い。

　斜視の治療は，調節性内斜視の場合に矯正眼鏡あるいはコンタクトレンズの

装用を行うほかは，すべて手術の適応となる。斜視手術は，小児では全身麻酔下で行われ，それ以外は局所麻酔で行われるのが一般的である。

斜視の看護の実際についてはほかの疾患と共通することが多いため，ここではこの疾患にとくに多い，小児の斜視における手術時の看護を中心に説明する。

ⓐ 手術前の看護

1 アセスメント

(1) 眼位異常の状況や本人・家族の治療に対する認識と理解
(2) 感冒症状や感染性疾患の有無
(3) 疾患・治療に関する患者や家族の認識

2 看護目標

(1) 入院・手術に対する正しい認識がもて，適応することができる。
(2) 環境の変化による身体損傷などが生じることなく，安全に過ごせる。
(3) 不安を言葉で表現でき，手術に対して前向きな言動ができる。

3 看護活動

[1] **入院・手術への適応のための援助**　小児の全身麻酔下の手術では，飲水制限，禁食の指示が厳守できるよう，手術オリエンテーションにおいて保護者の理解を促す。咳嗽などの感冒症状の有無を観察し，発熱がないか注意して観察する。

[2] **安全の確保**　小児の入院の場合は，患児の年齢によって環境に対する適応も異なる。乳児期の場合は管理が比較的容易であるが，幼児期や学童期ではベッドからの転落などの事故防止に留意する。

[3] **精神的援助**　小児の場合，まだ状況をよく理解できないこと，および全身麻酔下で手術を行うことから，手術に対する不安を強く訴えることは少ない。むしろ，保護者の手術に対する不安の有無を確認し，適切な説明によってその軽減に努める。入院時や手術時のオリエンテーションは，家族も含めてわかりやすく行う。

ⓑ 手術後の看護

1 アセスメント

(1) 手術中・手術後の経過
(2) 全身麻酔の侵襲による一般状態の変化
(3) 家族の手術後の状況に対する認識と理解

2 看護目標

(1) 危険防止に留意し，安全な入院生活を送ることができる。

(2) 手術眼に合併症の徴候がみられず回復する。

(3) 退院後の生活の留意点について理解できる。

3 看護活動

[1] **安全な入院生活の継続**　入院時に引きつづき，ベッドからの転落などの事故防止に留意する。小児の場合，視機能の発達を障害しないために手術翌日には眼帯を解放する。小児は回復力や適応力に富んでいるため，入院生活に慣れることにより，思わぬ事故を引きおこすことがあるので，よく観察し，本人にも注意を促す。

[2] **手術眼の合併症の予防**　手術後は，疼痛が出現する場合があるが一過性であり，手術翌日にはほとんど軽減する。充血が著明であるが，これは手術侵襲によるもので，手術後1か月から半年程度で消失していく。手術後合併症として結膜に腫瘤^{しゅりゅう}ができる場合があるが，基本的には経過を観察していくこととなる。

複視が出現する場合もあり，程度が大きいと再手術の可能性があるが，小児では1週間程度で消失することが多い。

感染防止のために点眼薬と内服薬の投与が行われるが，小児では確実に投与できるよう看護師が退院まで介助する。

[3] **退院後の生活の指導**　対象の年齢にあわせて，幼稚園・保育園や学校，勤務先にいつから通えるかといったことや，日常生活上の注意点などの説明を行う。小児の場合，点眼指導は保護者に行う。保護者の理解と指導が重要であり，十分な説明により理解を得る必要がある。

⑥ 角膜移植を受ける患者の看護

角膜移植は，角膜の疾患によって障害された視力が，移植によって改善される疾患に適応される。患者の角膜を切除し，提供された角膜を同一の形状に置きかえる移植手術である(▶94ページ)。

角膜移植を受ける患者は，手術の適応があり，本人も希望した場合，アイバンクに申し込み，提供者を待つこととなる。いつ角膜移植手術が行えるかについては手術直前まで不明の状態で待機することになるため，申し込みの時点で，入院や準備について説明しておく。輸入角膜を用いた角膜移植の手術では，予定手術となるため準備を整えやすいという利点がある。

ⓐ 手術前の看護

1 アセスメント

(1) 原因疾患と眼症状，視力障害の程度
(2) 手術や疾患に対する認識と理解度
(3) 慢性疾患や合併症の有無
(4) 入院・手術に対する不安と期待度

2 看護目標

(1) 疾患・治療に対する正しい認識がもて，入院に適応することができる。
(2) 不安を言葉で表現でき，手術に対して前向きな言動ができる。

3 看護活動

[1] **入院への適応のための援助**　角膜移植の場合，入院や手術の日程について
は突然の連絡となり，すべてのスケジュールを変更しての入院になる。患者の
精神的な動揺を理解し，適切な対応を心がける。入院や手術のオリエンテー
ションを実施し，手術への準備がスムーズに行えるよう援助する。

[2] **精神的援助**　角膜移植の手術では，手術がうまくいくかという不安ととも
に，視力回復への期待がある。患者の複雑な心理状態を理解して対応する。

ⓑ 手術後の看護

1 アセスメント

(1) 手術中・手術後の経過
(2) 免疫抑制薬・副腎皮質ステロイド薬の投与の有無
(3) 安静による身体的苦痛とストレスの有無
(4) 家族の協力体制

2 看護目標

(1) 手術眼に合併症の症状がみられず回復する。
(2) 免疫抑制薬・副腎皮質ステロイド薬による副作用が最小限にとどまり回復
　　する。
(3) 安静に関連した身体的苦痛やストレスが緩和される。
(4) 退院後の生活の留意点について理解できる。

3 看護活動

[1] **手術眼の合併症の予防**　角膜移植術の手術後合併症として，感染症や，縫

合不全，拒絶反応などがあげられる。多くの患者が最も恐れることは拒絶反応の出現であり，患者の心理を理解し，あたたかい励ましの態度で接することが重要である。

[2] 免疫抑制薬・副腎皮質ステロイド薬による副作用への対応　拒絶反応は，手術後1週間から3か月の間に出現するといわれており，症状としては，角膜の浮腫や混濁があげられる。拒絶反応の予防のために，免疫抑制薬の内服を行うが，全身的に作用するため，副作用として易感染性，腎・肝機能障害を引きおこす可能性がある。定期的な採血を行い，血液データの把握により異常の早期発見に努めることが大切である。また，副腎皮質ステロイド薬も使用されるため，胃部不快感などの消化管症状をおこすこともある。腹部症状や食事の摂取状況を観察していく。

[3] 安静に関連した身体的苦痛やストレスの緩和　合併症予防のため，手術翌日まではベッド上安静を保持することも多い。仰臥位での安静により，腰背部痛や後頭部痛などが出現するため，身体をやや傾けるなどの援助を行い，痛みの軽減をはかる。ベッド上安静が解除されたあとも，行動範囲が制限されるため，患者は精神的なストレスを感じることになる。ストレスの度合いを観察し，家族にも状況を理解してもらい，気分転換ができるように協力を依頼する。

[4] 退院後の生活の指導　退院後も，点眼や内服を継続が必要であり，また定期的な受診が必要となる。免疫抑制薬や副腎皮質ステロイド薬は退院後も内服を継続するため，患者自身が副作用について理解することが大切であり，十分な説明が求められる。日常生活では，激しい運動や活動は制限される。角膜の移植片が落ち着くまでは予断を許さないことを説明し，内服薬と点眼薬の確実な投与がなされるよう指導を行う。

⑦ 眼外傷の患者の看護

穿孔性外傷の場合は，入院・手術の適応となる場合が多く，非穿孔性外傷の場合は，異物の除去や角膜への治療が行われる。いずれであっても，外傷による眼痛を伴う場合は，患者の苦痛が大きい（▶119ページ）。

眼打撲は，受けた衝撃の強さと部位により，眼窩底骨折や前房出血・硝子体出血・網膜剥離を引きおこす。また，眼球自体の損傷はなくとも，眼瞼裂傷や涙小管断裂を伴っている場合もある。いずれの状況でも，迅速な対応が必要となる。

1 アセスメント

(1) 外傷を受けた時間，経過，眼症状の程度
(2) ほかの合併外傷の有無と程度
(3) 全身状態や既往歴，服薬中の薬剤の有無

(4) 精神的な動揺の状況

2　看護目標

(1) 精神的な動揺が最小限にとどまり，スムーズに診療が受けられる。
(2) 合併症をおこすことなく回復できる。

3　看護活動

[1]**スムーズな診療のための精神的援助**　外傷を受けたことにより，精神的に不安定な状態になっている患者からは，必要な情報が正確に聴取できないこともある。治療にあたっては，受傷原因や受傷時間，受傷時の様子，現在の症状などの情報が非常に大切となる。正確に聴取できるように患者を落ち着かせ，看護を行うにあたって必要な情報を筋道をたてて引き出せるような問いかけをしたり，患者の話を復唱して確認していく。

眼以外の外傷を伴う場合，他科との連携が重要となり，全身的な観察により異常の早期発見に努めていく。

[2]**合併症の予防**　感染の予防のため，患部をこすったり押さえたりしないように説明し，出血がある場合は，清潔なガーゼを貼用する。入院や手術となる場合は，それに準じた看護を行う。外来通院が可能な場合は，次回受診日や日常生活上の注意事項などを，患者が理解してまもれるようにメモを渡すなど，検査や治療を継続できるように指導する。時間の経過に伴い症状が悪化することもあり，その場合は早期に受診するよう説明を行う。

⑧ フォークト-小柳-原田病の患者の看護

フォークト-小柳-原田病は，サルコイドーシスとベーチェット病とあわせてわが国の三大ぶどう膜炎といわれ，入院して薬物療法を行う代表的な眼疾患である（▶96ページ）。発症により脈絡膜炎がおこり，眼底に浮腫性混濁が多発する。ときに融合して網膜剝離となったり，重症の虹彩毛様体炎がおこる。これらの症状により両眼に急激で高度な視力障害がおこり，難聴や耳鳴，皮膚の白斑などの全身的な症状も伴う。副腎皮質ステロイド薬の局所および全身投与による治療が行われる。

1　アセスメント

(1) 視力低下の程度
(2) 聴力障害やめまい，白斑などの皮膚症状といった全身症状の有無
(3) 既往歴や慢性疾患の有無
(4) 疾患の理解と不安の有無
(5) 家族の協力体制

2 看護目標

(1) 視力障害による事故で身体損傷などが生じることなく，安全に過ごせる。

(2) 副腎皮質ステロイド薬による副作用が最小限にとどまり，回復する。

(3) 不安を言葉で表現でき，治療に対して前向きな言動ができる。

(4) 退院後の生活の留意点について理解できる。

3 看護活動

[1] **安全の確保**　両眼に急激な視力低下を伴うことが多く，入院による環境の変化も加わるため，環境整備と適切な誘導により危険防止に努めていく。難聴がある場合は，視覚と聴覚の障害によって，危険回避能力がさらに低下するため，症状の有無などを観察し，注意を促す。

[2] **副腎皮質ステロイド薬による副作用への対応**　副腎皮質ステロイド薬の副作用として，易感染性・消化管症状・満月様顔貌(ムーンフェイス)がある。女性の場合は月経異常もあるため，注意して観察する。また，身体の保清を心がけ，感染予防に努めていく。

[3] **精神的援助**　急な発症と入院で，患者は精神的に不安定な状況にある。また，視力回復への不安や家庭・職場復帰に関する不安もある。患者の社会的背景を把握し，苦痛を理解して，あたたかい励ましの態度で接する。

[4] **退院後の生活の指導**　退院時に，内服を継続しているため，点眼薬とあわせて自己管理できるよう指導を行う。退院後に虹彩毛様体炎を繰り返しおこすこともあるため，定期的な受診を怠ることのないよう，また症状の急激な変化があったときは定期受診を待たずに受診するよう説明する。

● 生物学的製剤の治療を受ける患者の看護

近年，サルコイドーシスやベーチェット病，フォークト-小柳-原田病などによる非感染性ぶどう膜炎の治療に，生物学的製剤であるアダリムマブ(ヒュミラ®)が使用されるようになった。患者の自己注射により治療を行う場合は，注射方法の指導を行い，治療中は定期的な受診が必要であることを説明する。看護にあたっては易感染性などの副作用を十分に理解し，定期的に患者の全身状態を観察することや，内科と連携した治療体制をとることも必要である。

⑨ 感染性疾患患者の看護

角膜や結膜は外界と接しているため，感染による疾患が比較的多い。代表的なものに流行性角結膜炎があり，ほかには細菌性結膜炎や全眼球炎などがあげられる(▶86，116ページ)。

細菌による感染症は，患者の眼以外の部位でおこった感染が，血行性に眼内

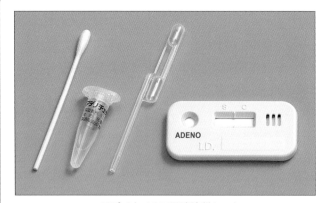

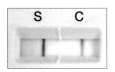

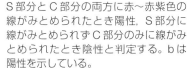

b. 診断結果

S部分とC部分の両方に赤〜赤紫色の線がみとめられたとき陽性，S部分に線がみとめられずC部分のみに線がみとめられたとき陰性と判定する。bは陽性を示している。

a. アデノウイルス迅速診断キット

（写真提供：参天製薬株式会社）

▶図6-21　アデノウイルス迅速診断キットと診断結果

に移行しておこるものが多い。他者から眼への直接的な感染は少ない。

　ウイルス性感染の場合は他者への感染をおこしやすく，確実な治療法もない。看護師がその媒介となることもあるため，院内感染や二次感染をおこさないよう，手指消毒などの感染防御策を徹底する。

　アデノウイルスによる角結膜炎の確定診断は，アデノチェックのような迅速診断キットにより可能である（▶図6-21）。しかし，検出率は100％ではないため，陰性であっても感染の可能性があることを考慮に入れる必要がある。検査方法を理解したうえで患者への説明や介助を行い，正確な検査が施行できるようにする。

診察▶　感染症の疑いがある場合，ほかの患者との接触を極力控え，優先的に診療を行う。患者には眼に直接触れないよう説明し，流涙などはティッシュペーパーでふき取り，捨てるよう説明する。椅子やドアの取っ手など，患者が触れたものはすべて適切な薬剤を用いて消毒を行う。患者はこのような対応に不快感をおぼえることもあるので，十分に説明し，必要性を理解してもらう。

診療環境▶　診療前後の環境整備を徹底して行う。ウイルス汚染の疑われる場所は，0.05〜0.1％次亜塩素酸ナトリウム水溶液や80％以上のエタノールで清拭する。待合室の椅子や手すりなどは，とくに注意して行う。表6-1に，ウイルス性結膜炎に有効な消毒薬を一覧で示す。

診療器材▶　使用した器械・器材は流水で洗浄可能なものは十分洗い流し，80％以上のエタノールにつけて消毒し，乾燥させる。たとえば，アデノウイルスは90℃以上で最低5秒間加熱することで失活する。ディスポーザブル製品で代用できるものは，すべて代替する。

点眼液▶　使用したものはすべて破棄する。入院中の患者に関しては，共通して使用す

▶表6-1　ウイルス性結膜炎に有効な消毒薬

分類	一般名(かっこ内は代表的商品名)	使用部位	使用濃度	特記事項
アルデヒド系	グルタラール(ステリハイド®, サイデックスプラス®, グルトハイド®)	ガラス製を除く医療器材	2〜3.5%	化学外傷をおこすため液の付着に注意。蒸気の曝露の可能性があり，十分な防護を行い使用する。
塩素系	次亜塩素酸ナトリウム(ハイター®, ピューラックス®, ミルトン®)	リネン，非金属製器材	0.05〜0.1%	環境整備に適している。器材に使用時は洗浄後に30分以上浸漬する。
ヨウ素系	ポビドンヨード(イソジン®, ポピヨドン®, ネオヨジン®)	ガラス製を含む医療器材，眼瞼・皮膚	原液(10%)を15〜30倍に希釈	粘膜への使用は避ける。
アルコール系	消毒用エタノール(消毒エタノールB液IP, 無水エタノール「ヨシダ」)	ガラス製を含む医療器材，診察室などの一般環境に噴霧可	原液(80%以上),無水エタノール混合により高濃度(90%以上)にしたもの	粘膜や損傷皮膚には禁忌。引火性・吸入に注意。80%では10分以上の作用時間を要する。

る散瞳薬や点眼麻酔薬であっても，患者個々に専用の点眼を準備する。

手指・レンズ類▶　手指は強い水流の水道水でこすり洗いをし，消毒用エタノールで清拭する。レンズ類については，表面のよごれや粘液を洗浄後に，無水エタノールを浸した脱脂綿で清拭して乾燥させる。

H 継続看護

1 他職種との連携

　患者のライフステージにおいて疾患がどのような影響をもち，どのようにして生活をともにしていくのか，という視点で看護を行うとき，入院期間だけを見すえた援助や，外来の通院中だけの看護では不十分である。疾患の経過をとらえたうえで，他職種と連携した継続的な援助が必要となる。

　たとえば近年では，入院期間の短期化を受け，病棟と外来の間，あるいは外来と近医の間での連携した援助が重視されている。また，介護保険制度の充実により，外来受診時にホームヘルパーなどの介護の専任者が患者に同伴し，高齢患者に医師の話を繰り返し説明したり，介助したりしている姿もよくみられる。このように，家族や医師だけでなく介護の専任者も継続したケアにかかわる，患者を中心とした連携が広がってきている。

　一方，社会の高齢化やさまざまな事情により，治療の必要な患者が，自宅で家族を介護する役割を担っていることがある。この場合，患者の入院期間・治療期間にかわりを頼める相手がおらず，結果として患者が必要な治療を受けら

れないということもある。このような状況を受け，患者が安心して治療にのぞめるように，家族の介護について病院の医療相談窓口に対応を依頼することもできるなど，医療サービスの拡大がみられている。

2 医療機関と地域との連携

医療制度の改革が進むなかで，看護師の担う役割も変化している。入院期間の短期化により，外来での治療の比重が高まったことから，在宅での医療処置レベルの向上がはかられている。医療ニーズの高い在宅療養者も増え，医療機関と地域との連携が欠かせないものになっており，看護師にも，医療機関と地域とをつなげる役割が求められている。

地域包括ケアのなかでは，入院病棟から地域への連携，また，外来から地域・病棟への連携のように，患者の状態の変化にかかわらず，一貫した看護を提供することが望まれる。このため看護師は，社会資源の活用や訪問看護ステーションとの連携に関する知識を得て，継続看護に努めていく必要がある。

〈継続看護の事例〉

糖尿病網膜症から血管新生緑内障となり，近医からの紹介で7年来の定期受診を行っている77歳女性(右眼：失明，左眼：視力0.03)。点眼薬による眼圧コントロールが不良となり，左眼に線維柱帯切除術(トラベクレクトミー)を予定することとなった。

術前検査に案内している最中，看護師が，視力低下のため通院が困難ではないかたずねたところ，「マンションを出て，タクシーに乗ってしまえば病院に来られるし，病院の玄関から眼科外来に来ることはできる。でも帰りはなぜか，病院からタクシーに乗って降りてから，道に迷ってなかなか家につかない日がある」と言われた。介護保険の利用についてたずねると，「以前，頼もうと思ったら，掃除もするって言われたの。私は目が見えないから，物の位置をかえられたりすると生活できなくなるでしょ。お断りしたのよ」とのことであった。

以上の情報より，帰宅時はタクシーから降りる場所がまちまちであるために，帰れなくなっている可能性があること，介護保険の導入がスムーズに行われていないことがわかった。病棟看護師に申し送り，入院時に同伴で来た患者の長女に患者の情報を伝えてもらい，入院中に医療相談室の介入を行った。退院後の外来受診では，ホームヘルパーの同伴のもと受診する姿が見られた。

I 失明をした患者の看護

網膜動脈閉塞症や眼外傷などで失明にいたった場合には，突然視機能を失った状態となる。この場合両眼が視機能を失うことはまれであり，片眼が見えなくなったことによる平衡感覚の異常や，視野狭窄が生じる。一方で，緑内障や網膜色素変性症，糖尿病網膜症などによる失明の場合，両眼性であることが多

▶表6-2　視覚障害認定の原因疾患の内訳

原因疾患名	割合
緑内障	28.6%
網膜色素変性	14.0%
糖尿病網膜症	12.8%
黄斑変性	8.0%
脈絡網膜萎縮	4.9%
その他	31.7%

(白神史雄：厚生労働科学研究費補助金(難治性疾患政策研究事業)　網膜脈絡膜・視神経萎縮症に関する調査研究，平成28年度　分担研究報告書．2017による)

く，徐々に症状が進行した結果，失明状態となることがほとんどである。

　どのような疾患が原因で失明の状態となったのか，また失明が片眼か両眼かによって，患者のADLや社会的立場，心理的状況などが変わってくる。このような背景をふまえたうえで看護にあたることが望まれる。

1 失明告知時の看護

　治療のかいなく失明にいたった場合でも，徐々に視力の低下をきたしたのか，外傷などで突然視力を失ったのかによって，患者の受ける精神的な衝撃は異なる。わが国における視覚障害認定の原因となった疾患の内訳を表6-2に示す。

　失明によって患者は視機能を失うだけではなく，日常生活，家庭での役割，ひいては社会的地位をもおびやかされる。失明を受容し，新たな生活を営んでいくためにも，適切なタイミングで失明の告知を行い，患者の理解を得なければならない。これを先のばしにすると，いたずらに患者に希望をもたせ，社会復帰への機会を逃してしまうことにもなりかねない。医師との連携を十分にとり，患者に応じた対応が望まれる。

2 失明告知後の支援

　失明を告知したあとは，しかるべきリハビリテーション施設にゆだね，社会復帰への道筋をたてていく必要がある。患者が障害を受容するまでには時間がかかるため，看護師だけでなく専門の機関の専門職もかかわって精神的な援助を行うことが最善である。そのためには，社会資源を十二分に活用できるよう，身体障害者センターや地方自治体での手続きなどについて看護師が知識をもち，対応することが大切である。

J｜ロービジョンケア

定義▶　世界保健機関(WHO)の定義では，ロービジョンは矯正視力で0.05以上0.3未満とされている。しかし，実際には数値にこだわらず，成長・発達あるいは日常生活および社会生活になんらかの支障をきたす，全盲も含めた視機能また

は視覚の障害を有する者をさす。視覚を利用できない盲から，視覚はある程度保持できているものの，日常生活や職業などで大きな支障をきたしている場合も含める（▶80ページ）。

ロービジョンケア▶　ロービジョンケアとは，視覚障害者に対する指導であり，**総合的リハビリ**
の種類　**テーション**および**ハビリテーション**が行われている。

1 リハビリテーションプログラム

　眼科のリハビリテーションは，本来，正常の視機能をもち生活していた人が，なんらかの原因で視覚障害に陥ったときに（**中途失明**），保有している視覚を利用して，現在の生活の継続や新たな生活へ移行するために行う指導をさす。

　[1] **医学的ケア**　眼科医師の診断・予後判定，視覚的補助具などの眼科的指導や，理学療法士・作業療法士による指導。

　[2] **心理的ケア**　障害の受容および社会復帰への心理的カウンセリング。

　[3] **社会的ケア**　日常生活訓練（屋内・外歩行，食事，排泄，衣服着脱など）の実施や社会的福祉サービスの案内。

　[4] **職業的ケア**　職場復帰あるいは転職のための訓練。

　[5] **教育的ケア**　就学・進学への相談，または教育指導および職業指導。

2 ハビリテーションプログラム

　ハビリテーション habilitation とは，出生直後，あるいは視覚の発達時期である早い年齢期に視覚障害に陥ったときに，保有している視覚（盲も含む）を利用しながら，正常な心身の発達や知的発達を促し，成人してからの社会生活に適応できるように指導を行うことである。弱視児の視能訓練においては，医師の指示のもとで視能訓練士が携わることが多い。いずれにせよ，小児期の特性をふまえたうえで，個々に求められる対応をし，援助していく必要がある。

　ハビリテーションプログラムでは，リハビリテーションプログラムの職業的ケアを除いたプログラムが組まれる。とくに教育的ケアが重要で，盲学校や普通学校弱視特殊学級での指導が行われている。

3 眼科的ケア

眼科医の役割▶　リハビリテーションならびにハビリテーションにおける医学的ケアとして，眼科医は患者の視機能を判断し，視機能の保全に必要な治療と予後に対する説明を行う。そして患者の状態がロービジョンケアの適応である場合には，障害の程度を患者に告知し，リハビリテーション施設でのケアを受けられるように，診断書や意見書を作成する。それによって，しかるべき機関においてケアが受けられるようになる。

　現在では，ロービジョンクリニックのような，ロービジョン者を対象に専門的なケアを行う眼科もある。また，一般的な診療のなかでもロービジョンに対

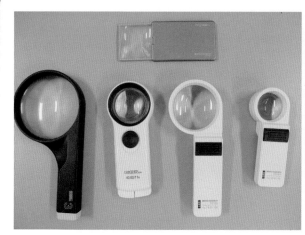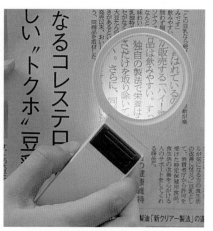

a. 拡大鏡　　　　　　　　　　b. ライトつき手持ち拡大鏡の使用例

▶図6-22　視覚補助具の一例

するケアは行われている。

視能訓練士の役割▶　同じような疾患にかかった患者であっても，残された視機能はそれぞれ異なり，それに伴う不自由さも，年齢や性別，社会的役割によってさまざまである。外来の検査のなかで，視力の値や視野の範囲だけではなく，室内外，日中または夜間の視力，まぶしさ，見やすい方向，見え方の質や色調などを調べ，その状態が患者の生活・行動に具体的にどのような影響を与えているかをふまえたうえで，不自由さを改善する方法を考える。

　視機能の評価や視覚補助具の選定と指導は，**視能訓練士**の役割である。高齢化の進展や生活習慣病の増加により，視機能が低下した状態で日常生活を営む人が増加している。残存した視機能を十分に活用するため，**ロービジョンルーム**では，視覚補助具の選定や使用法の指導を行うほか，各種支援サービスの紹介なども行っている。視覚補助具には，拡大鏡・拡大読書器，コンタクトレンズ・単(双)眼鏡・矯正眼鏡・弱視眼鏡・遮光眼鏡などがある(▶図6-22)。

障害の告知と▶
ロービジョンケア　ロービジョンケアの導入は，患者が日常生活を営むうえでなんらかの不自由を感じたときに行われるのが望ましく，それは障害の告知と同一の時期とはかぎらない。さまざまなケアをしながら，患者自身が障害をある程度受け入れる時期を待ち，告知を行うのがよいとされている。いたずらに告知の時期を先のばしし，むだな時間を費やすことのないようにすることは大切であるが，適切なタイミングでの障害の告知は困難なことでもある。また，受容にいたるまでは，何年もの時間を要するのが一般的である。

眼科看護師の役割▶　眼科的ケアのなかでの看護師の役割は，歩行の介助や家族への介助指導，簡単な日常生活訓練の指導を行うことなどである。また，障害者手帳の交付申請(▶11ページ，図1-1)や，日常生活用具(▶図6-23)・補装具の給付申請に伴う手続きなどの知識をもち，患者に多くの選択肢を提供することも大切である。

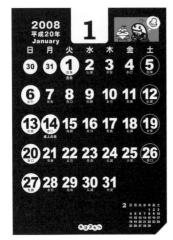

a. 白黒反転カレンダー

数字が大きく，コントラストが強いため，見やすい。ホワイトペンを使用して書き込むこともできる。

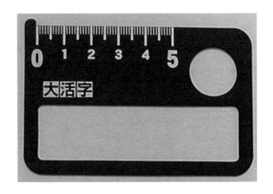

b. サインガイド

署名する際に，記入スペースに窓枠を合わせることでまっすぐ書くことができる（捺印ガイド付き）。

（写真提供：株式会社大活字）

▶図6-23　ロービジョン者のための日常生活用具

　　　看護師は，患者の経過を観察し，その不自由さや不安について理解し，よき相談者としての役割を担うことが望まれる。その役割を果たすために最も重要なのは，ロービジョンとなって，日常生活に支障をきたしている患者の苦悩を理解し，精神的にサポートし，QOL向上のために患者の立場にたって援助ができる人間性である。

ゼミナール
復習と課題

❶ 視力が低下した患者の危険防止のため，どのような工夫ができるか述べなさい。
❷ 失明の不安をかかえる患者に必要な看護を，具体的に述べなさい。
❸ 点眼指導の方法と，注意点をあげなさい。
❹ 白内障患者と緑内障患者の看護のポイントを述べなさい。
❺ 網膜剝離の看護を参考に，硝子体手術の看護のポイントをまとめなさい。
❻ ロービジョンケアにはどのようなものがあるか，まとめなさい。

参考文献　1）関口恵子監修：経過別看護過程の展開．学研メディカル秀潤社，2007．
　　　　　2）前原澄子・野口美和子監修：機能別臨床看護学 第7巻 環境刺激感覚機能の障害と看護／言語機能の障害と看護．同朋舎メディアプラン，2005．
　　　　　3）山口瑞穂子・関口恵子監修：疾患別看護過程の展開，第5版．学研メディカル秀潤社，2016．

推薦図書　1）小出良平監修：眼科エキスパートナーシング，改訂第2版．南江堂，2015．
　　　　　2）日野原重明・井村裕夫監修：看護のための最新医学講座 第20巻 眼科疾患，第2版．中山書店，2008．

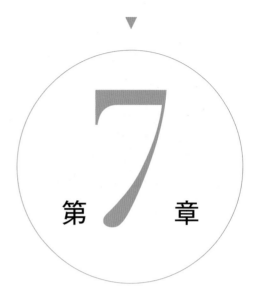

眼

第 **7** 章

事例による
看護過程の展開

　本章では，定期的な通院により治療を進めるが，眼圧のコントロールが不良な場合は手術療法を行う必要がある緑内障(▶112ページ)と，眼疾患と全身管理の両面からの看護が求められる糖尿病網膜症(▶98ページ)について，患者の事例をもとに具体的な看護過程の展開を学習する。

A 緑内障患者の看護

① 患者についての情報

■ 患者のプロフィール

- 患者：Sさん(55歳・女性)
- 入院時診断名：緑内障
- 既往歴：53歳のとき自転車で転倒し，左手橈骨骨折
- 入院期間：2019年7月28日～8月8日
- 職業：スーパーマーケットでのパート勤務
- 家族背景：夫(60歳)，長女(31歳)，長男(28歳)と4人暮らし
- 食事：3回/日
- 排泄：尿6回/日，便1回/1～2日
- 月経：51歳時に閉経
- 睡眠：5～6時間(良眠)
- 性格：ふつう(本人より)
- 嗜好：喫煙歴なし，飲酒はときどき少量をたしなむ程度
- 宗教：とくになし

■ 入院までの経過

　2017年7月ごろ，眼精疲労を自覚して近医を受診する。眼圧が右眼22 mmHg，左眼26 mmHgと高値のため，緑内障の疑いで当院を紹介され受診する。初診時の視力は右眼1.2(矯正1.2)，左眼0.8(矯正0.8)であり，眼圧は右眼20 mmHg，左眼27 mmHgであり，前房は深く，結膜に軽度の充血がみられた。隅角検査を行ったところ，隅角は開放していた。眼底検査では，視神経乳頭の陥凹がみとめられ，開放隅角緑内障と診断された。

　点眼治療として，トラボプロスト(トラバタンズ®0.004％)1回/日(夜)が処方され，通院治療を開始した。ゴールドマン視野計による動的視野検査，および自動視野計による静的視野検査を施行したところ，右眼には暗点があり，左眼には鼻側視野狭窄がみられた。視野検査の結果から，右眼は緑内障初期，左眼は緑内障中期程度の視野狭窄と判断された。2週間後に再診した際，眼圧は右眼12 mmHg，左眼15 mmHgと下降していた。

　1か月ごとの定期的な通院と1年おきの視野検査を行っていたが，2018年5月ごろより両眼の眼圧が19～23 mmHgと高値となり，両眼にチモロールマレイ

ン酸塩(チモプトール®XE)1回/日(朝)が追加となった。左眼に関してはブリンゾラミド(エイゾプト®1%)2回/日(朝・夜)で追加された。また,通院中に左眼に白内障の進行がみられた。

右眼の症状は薬物治療でコントロールされ,眼圧値は13〜15 mmHg に落ち着いていたが,左眼は19〜27 mmHg と変動があり,視野検査の結果も左眼の鼻側視野狭窄に進行がみられ,トラベクレクトミー,超音波水晶体乳化吸引術,眼内レンズ挿入術を予定して,7月28日入院となった。

3 入院時の状況

身長 155 cm,体重 52 kg,体温 36.3℃,脈拍 70 回/分,血圧 128/72 mmHg。視力は右眼 1.2(矯正 1.2),左眼 0.5(矯正 0.5)。左眼の霧視(むし)を訴えていたが視野欠損に関する訴えはなく,右眼をおおうことにより見え方の違いを自覚できるものの,「視野狭窄によって日常生活で困ることはとくにない」と話していた。

4 入院から手術までの経過

7月28日に入院オリエンテーションならびに手術オリエンテーションを施行し,とくに問題なく終了した。手術は7月29日午後の予定である。オリエンテーション終了時には,「明日の手術の様子が少しわかったような気がする」と話していた。入院時から,主治医の指示により手術眼である左眼の点眼治療は中止している。手術についての説明は,主治医より以下のとおり行われた。

● 説明の内容

緑内障は,眼圧が高いために視神経が障害される疾患です。放置するとしだいに見える範囲(視野)が狭くなり,やがて視力も低下します。手術では,眼の中を流れている水(房水)の流れを改善します。同時に白内障の手術も行う予定です。

①手術後の眼圧は,大部分が目的とする範囲内におさまります。しかし,眼圧が安定するまでに,1〜2週間かかります。

②1回の手術では効果が不十分で,2回,3回と手術が必要となることもあります。また,長い時間を経て,再び眼圧が上がってくることもあります。

③手術の安全性は,以前と比べると格段に向上してきていますが,大量の出血や細菌感染をおこしたり,眼圧が下がりすぎたりすることがあります。ときには,迅速な対応を迫られることがありますが,どのような場合でも時機を逸することなく,適切に対応いたします。

④手術後1週間前後に,レーザー光線で糸を切ることがあります。

⑤一度障害を受けてしまった視神経は,もとには戻りません。緑内障の手術の目的は,視力や視野を改善させるものではなく,それをまもるためのものです。手術後の視力は,白内障の手術によって改善するかもしれません。

将来的に考えてよかれと思って行う手術であることを,ご理解ください。

説明のあとSさんは,「目薬をしてもこれ以上眼圧が下がらないんだから,手術をして下げるしかないんだし,うまくいってくれるといいわ」と話していた。

翌29日,全身状態にとくに問題はなく,午前10時のバイタルサインは,体温36.6℃,脈拍66回/分,血圧122/78 mmHg と落ち着いていた。11時より手術前

処置として，左眼にトロピカミド配合剤(ミドリン®P)，フェニレフリン塩酸塩(ネオシネジンコーワ5%)を30分ごとに点眼した。

　昼食は禁食で，12時50分に病室を出て13時10分手術室に入室，13時45分に手術開始，予定どおり左眼トラベクレクトミーMMC，超音波水晶体乳化吸引術，眼内レンズ挿入術を施行し，14時25分に終了した。

　手術中は球後麻酔施行時に血圧が166/83mmHgと上昇がみられたが，経過を観察したところ，手術開始時には，137/80mmHgに下降した。

✔ チェックポイント

- ☐ **入院前の状況**：入院前の通院状況や点眼の管理はどのような状況だったか。
- ☐ **手術の理解**：手術の目的に対する理解度はどうか。
- ☐ **家族背景**：治療にあたって家族の協力は得られるか。

② 看護過程の展開

　手術後の急性期から回復期までの看護計画を考える。

1 アセスメント

セルフケア▶ 　入院以前の通院の様子から，Sさんは医師の指示をまもり，定期的な通院と点眼によって疾患を管理できていたようである。手術後も引きつづき定期的な通院と点眼が必要となるため，手術後の点眼指導の際に，患者の疾患に対する認識の度合いを確認し，指導する必要がある。

活動▶ 　手術後2時間で病棟内歩行可能な状態になり，手術後5日目よりシャワー浴と介助による洗髪が可能となる。感染防止や安楽をはかるためにも，積極的に清潔面の援助を行う。退院後は，日常生活上の制限はとくにないが，水泳は禁止されるため，水泳の趣味があるかを退院指導の際に確認する。

視機能▶ 　手術後は片眼帯となるが，右眼の視力は1.2であり，視力的に問題はない。しかし，右眼にも緑内障があり，緑内障初期程度の視野の異常があるため，危険防止に留意する。左眼には緑内障中期程度の視野狭窄が存在しているが，本人から視野狭窄についての自覚症状の訴えはない。

　手術後1週間は感染に留意し，眼痛・充血・眼脂・視力低下などの症状に注意して観察し，異常の早期発見に努める。

役割関係▶ 　主婦業とパート勤務を行っており，多忙な毎日である。継続して疾患を治療していくためには，家族の理解と協力が必要となる。現在，夫と長女・長男との4人暮らしであり，長女が入院・手術の際に面会に来ていることから，疾

患に対する長女の認識を確認し，指導にあたる。

　Sさんは以前は常勤で勤めていたが，緑内障で通院を続けていくなかで，眼圧が上昇したり，点眼薬の変更や追加があったときには頻回に通院する必要があるため，通院に都合がよいように昨年からパート勤務に変更したということである。このことからも，Sさんがいかに疾患を管理してきたかがうかがえる。

精神面▶　緑内障患者は，神経質な人が多いといわれているが，Sさんからは神経質な印象は受けない。緑内障は，手術により必ず眼圧が良好にコントロールできるわけではなく，低眼圧になったり，レーザー処置が必要となったりする可能性もある。手術後の眼圧の変動は，患者にとってストレスの原因となる。医師との連絡を密にして手術後の状態を把握し，Sさんの不安の軽減に努めていく。

2 看護問題の明確化

　上記のアセスメントの結果から，次のような看護上の問題を明らかにした。

#1 手術に関連した感染リスク状態
#2 手術後の眼圧値の変動に伴う，不確実な予後に関する不安
#3 疾患の予後に関する理解不足，生活上の留意点に関する知識不足に関連した非効果的健康管理
#4 安静度に関連した清潔セルフケア不足
#5 眼帯貼用による身体損傷リスク状態

3 看護目標と看護計画

#1　手術に関連した感染リスク状態

看護目標▶　手術眼に合併症の徴候がみられず回復する。

看護計画▶（1）観察
　　①点眼施行時の充血の増強，眼脂の有無，眼帯汚染状況
　　②視力低下・眼痛・頭痛の有無
　　③診察所見
　　　・眼圧値の変動や前房炎症はないか。
　　　・眼圧が低く前房消失の場合は，圧迫眼帯や縫合の必要性はないか。
　　　・眼圧が高い場合はレーザー処置を行う必要がないか。
　　　・処置施行の場合，その後の状態はどうか。
　（2）援助
　　①正確な内服薬の投与と点眼を援助する。
　　②身体の保清に努め感染を防止する。
　（3）指導
　　視力低下・眼痛・頭痛の出現時にはナースコールで連絡するよう指導する。

#2 手術後の眼圧値の変動に伴う，不確実な予後に関する不安

看護目標▶　不安を言葉で表現できる。

看護計画▶ (1) 観察

　　①眼圧値

　　②患者の様子や表情

　　③家族に対する不安の表出の有無

(2) 援助

　　①あたたかい態度で接し，信頼関係の確立に努める。

　　②患者が不安を表出した場合には，訴えを受容し，励ましていく。

　　③家族と情報交換を行い，患者の心理状態に関する理解をはかる。

(3) 指導

　手術後の経過についての理解不足により不安が増強している場合は，正しい情報を補足する。

#3 疾患の予後に関する理解不足，生活上の留意点に関する知識不足に関連した非効果的健康管理

看護目標▶　疾患の予後や生活上の留意点について理解できる。

看護計画▶ (1) 観察

　　①疾患に関する患者の理解と認識の度合い

　　②退院後の生活環境についての情報

(2) 援助

　点眼の介助を行う。

(3) 指導

　　①治療継続の必要性について理解を得られるように指導を行う。

　　②今後必要となる健康管理について理解をはかる。

　　　・点眼の方法や点眼薬の種類，薬物の作用と副作用

　　　・感染防止

　　　・定期受診

　　　・異常時の対処

　　③患者の状況や治療の内容について家族への指導を行う。

#4 安静度に関連した清潔セルフケア不足

看護目標▶　身体の清潔が保持できる。

看護計画▶ (1) 観察

　　①皮膚・頭髪・爪の状態

　　②発汗の状態

　　③不快感の有無

(2) 援助

①手術翌日より歯みがき，顔ふきが可能であり，適時介助を行う。

②シャワー・洗髪の許可があるまでは清拭や足浴を行う。

③手術後5日目よりシャワーと介助による洗髪が許可されるため，適時誘
導と介助を行う。

④爪切りを行う。

(3) 指導

①清潔面に関する規制について理解できるよう指導する。

②患者自身で顔ふき・清拭・足浴・爪切りが可能な場合には，施行方法や注
意事項について説明する。

#5 眼帯貼用による身体損傷リスク状態

看護目標▶ 危険防止に留意し，安全な入院生活を送ることができる。

看護計画▶ (1) 観察

①眼帯貼用による行動制限の有無

②危険な状況に対する理解度

(2) 援助

①環境整備により安全な環境を整える。

②せかさずに行動を見まもる。

(3) 指導

認知能力の低下について理解をはかり，安全への認識を深める。

4 実施と評価

#1 手術に関連した感染リスク状態

看護活動▶ 手術直後に軽度の眼痛を訴えていたが，自制内で経過した。それ以外の眼症
状の訴えはとくになく，充血が軽度みられた。手術当日の夕方より，内服薬と
してセフカペンピボキシル塩酸塩水和物（フロモックス®）100 mg/日，メチル
メチオニンスルホニウムクロリド（キャベジンU）3回/日，点眼薬としてレボ
フロキサシン水和物（クラビット®1.5%），ベタメタゾンリン酸エステルナトリ
ウム・フラジオマイシン硫酸塩液（リンデロン®A），トロピカミド配合剤（ミド
リン®P）4回/日，ブロムフェナクナトリウム水和物（ブロナック®）2回/日が開
始となり，点眼薬に関しては，介助点眼で行った。

手術翌日には，眼痛は消失していた。手術翌日の診察で，回復傾向を示す結
膜濾過胞が確認でき，前房は浅く，前房内には炎症がみられた。眼圧値は，右
14 mmHg であった。手術後の経過は良好で，8月1日に点眼指導を行い，自
己点眼が可能となり，巡視ごとに眼帯を外して眼症状の観察を行った。

眼圧は手術後3日まで左眼11〜15 mmHg で経過し，前房内の炎症所見は
あったが，増悪はみられなかった。手術後4日目より徐々に眼圧値の上昇が
あり，手術後7日目の8月4日には25 mmHg となったため，レーザー処置を

施行した。レーザー処置の施行後は眼圧の降下がみられ 11〜14 mmHg と安定した。8月5日の視力検査では，左眼視力が 0.8 と回復していた。

評価▶　点眼薬と内服薬を確実に投与できたことにより，感染防止に努めることがでたと考える。眼痛は手術後に軽度出現したが，翌日には消失し，とくに問題はなかった。感染のリスクが高まるのは手術後の1週間であるため，その間はとくに感染防止に留意した観察が必要となる。炎症所見に関しては，手術後1〜2か月程度持続し，その間は手術後点眼を継続して行うこととなる。

眼圧の上昇があり，レーザー処置を施行したが，その後の眼圧は安定している。今後も定期的な通院により経過を観察していく必要があり，入院中の経過について外来看護師に申し送り，継続した看護を行っていく。

#2　手術後の眼圧値の変動に伴う，不確実な予後に対する不安

看護活動▶　手術翌日の眼圧値は 14 mmHg であり，正常範囲内であった。S さんから「とってもうれしいんだけど，また明日になったら上がっていたりして……」という言葉があった。看護師からは「14 mmHg は，とてもいい眼圧ですよ，よかったですね」と声をかけた。

その後の眼圧は 11〜15 mmHg で経過し，S さんはとてもうれしそうにしていたが，8月4日より徐々に眼圧の上昇がみられるようになってからは，診察終了後にため息をつく姿がみられた。医師からは，このまま眼圧が下がらなければレーザー処置を行うという話があった。

看護師が S さんに，「元気がないですね」と声をかけると，「これじゃあ前と一緒かなって。なんのために手術したんだろう」という言葉が返ってきた。「もう少し様子をみましょう」と話すと，うなずいていた。

その後レーザー処置を施行し，眼圧が正常範囲になってからは，表情も明るくなり，不安の訴えは聞かれなかった。

評価▶　手術後の眼圧値の変動はまれではないが，S さんにしてみれば「せっかく手術をしたのに」と思うのは当然である。手術前に説明を受けていても，実際にそのような状況になると，「このまま再手術になったらどうしよう」などの不安が出現してくる。看護師は，次にどのような処置がとられるかを把握し，いままでの症例などを例に用いてより具体的に説明を行うことにより，患者の不安を軽減していく必要がある。医師との連絡を密にして対応していくことが重要である。

#3　疾患の予後に関する理解不足，生活上の留意点に関する知識不足に関連した非効果的自己健康管理

看護活動▶　8月1日に点眼指導を行うにあたり，病識の確認を行った。緑内障は確実な点眼治療と定期受診を怠らないことが重要であり，日常生活上の規制はとくにないことを理解していた。ただし，手術を行って眼圧が正常になっても，定期

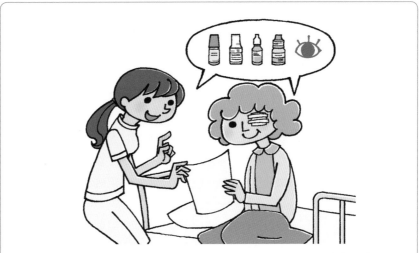

点眼薬一覧表を参照しながら，患者が点眼方法や必要性を理解できるように説明する。

▶図7-1　看護師による点眼指導

的な受診は必要であることと，Ｓさんは入院前からきちんと医師の指示をまもっており，これからも定期的な通院を行っていくつもりがあることも認識していた。

　入院前の点眼薬は，左眼にトラボプロスト(トラバタンズ®0.004％)1回/日(夜)，チモロールマレイン酸塩(チモプトール®XE)1回/日(朝)，ブリンゾラミド(エイゾプト®1％)2回/日(朝・夜)，右眼にトラボプロスト(トラバタンズ®0.004％)1回/日(夜)，チモロールマレイン酸塩(チモプトール®XE)1回/日であったが，入院後は右眼の点眼液のみとなった。

　7月30日より，手術後点眼液として，左眼にレボフロキサシン水和物(クラビット®)，ベタメタゾンリン酸エステルナトリウム・フラジオマイシン硫酸塩液(リンデロン®A)，トロピカミド配合剤(ミドリン®P)4回/日，ブロムフェナクナトリウム水和物(ブロナック®)2回/日が開始となった。

　退院時には手術眼である左眼に4種類の点眼液を行うこととなる。点眼薬の一覧表に種類と回数を記載し(▶163ページ，図6-15)，点眼と点眼の間は5分間空けるよう指導した(▶図7-1)。朝と夕には4種類すべての点眼が必要であり，5分間隔で行うと15分かかることになる。外来通院のなかで，上記の手術後点眼液4種類は中止になることを説明し，「がんばってください」と声をかけると，Ｓさんは「目薬をつけるのは慣れているし，いつかやらなくてもよくなるのならがんばるわ」と笑っていた。

　しかし，緑内障は，手術後に眼圧のコントロールが不良であれば点眼治療が再開される可能性がある。その説明をしたところ，「目薬をつけるだけなら，また手術するよりいいわよ」と話していた。点眼指導時には，手技に問題はな

く，注意事項として点眼前には手洗いを行うよう指導した。

　自己点眼可能であり，同日昼からは介助点眼を中止し，自己点眼の確認を行うことになった。点眼指導を行った翌日より，徐々に眼圧の上昇がみられた。不安な様子がみられたため，「こちらで点眼を行いましょうか」とはたらきかけたが，「だいじょうぶよ」とのことであった。「負担なようならいつでも言ってくださいね」と言うと，「ありがとう」という言葉が返ってきた。

　退院時には，日常生活上の規制はとくにないものの，水泳は許可があるまでできないため，水泳の趣味があるかどうかとたずねたが，水泳はしないということであった。感染防止のために点眼前の手洗いを必ず行うように再度指導した。

　右眼の緑内障の点眼薬は心臓病や喘息などの疾患がある場合は使用できないこともある。現在は問題がなくても今後そのような疾患に罹患することがあった場合には，内科医と眼科医双方に自己申告するよう説明したところ，「院外薬局でもらう薬の説明書に書いてあったので承知している」と話していた。次回受診日は8月9日であり，それまでに視力の低下や眼痛，眼脂が増えたなどの症状が出現した場合は眼科外来に連絡して受診するよう，また夜間の場合は救急外来に連絡するよう説明した。

　また，すぐに仕事に戻るのかをたずねると，「9日の受診が終わってから少し働こうと思っているけれど，病院に来ることを考えるとパート勤務のほうが，自分の都合で時間をかえられるからよい」と話していた。「これからもこれまでどおり受診を続けてがんばってください」と伝えると，「左目に緑内障の目薬をつけなくてもいいだけで，とてもうれしいの。でも，目薬がなくなってもきちんと受診はするわよ」という言葉が聞かれた。

　また，家族に対しては，8月1日に点眼指導を行ったあとに，長女の面会を待って家族指導を行った。手術前の医師からの説明により，緑内障についての知識はあり，母親の状態についても理解していた。

　そこで，退院後は日常生活の規制はとくにないが，点眼薬を左眼に4種類，右眼に2種類投与する必要があるため負担が大きいことを説明した。また，本人は病識もあり，手術によって眼圧は正常になっているが，おかされた視野は戻らないこと，今後も同様に通院していく必要があり，それはとてもたいへんであると伝えた。さらに，点眼治療の再開や再手術の可能性もあること，右眼に関しても視野狭窄が進行しないように治療を行っていく必要があることを，家族が理解し，精神的にサポートしていけると本人も安心であると説明した。

　長女は，「緑内障というと失明するような病気と思っていた。母は右眼がよいのでいまのところ困っている様子はないけれど，これからのことを考えて，母が治療を続けていけるようにたすけたい」と話していた。

評価▶　緑内障は生涯にわたり治療や管理が必要な疾患である。いったん障害を受けた視神経は回復しないため，治療の目的は，眼圧を下げて視神経がそれ以上障

害されないようにすることとなる。そのために，定期的な受診と確実な点眼治療が必要となる。

Sさんの場合は，手術までの2年間，治療を怠ることなく継続しており，病識があり，点眼法や副作用なども理解していた。入院することによりそれが再確認できたことは，有意義であった。また家族の認識を高め，治療に協力する意識をもってもらうこともできたと考える。

これらの経過について外来看護師に申し送り，外来で継続した看護ができるようにした。

#4 安静度に関連した清潔セルフケア不足

看護活動▶　手術翌日より，主治医から清拭，歯みがき，足浴についての許可があり，Sさんにその旨を説明したところ，「だいじょうぶ，自分でできます」という返事が返ってきた。右眼の視力がよいことや，ADL（日常生活動作）が自立していることから，疲れない程度に行うこと，顔ふきの際には眼帯を汚染させないことなどの注意事項を説明して本人にまかせた。

8月1日からシャワー浴と介助での洗髪が可能となった。シャワー浴の際は，顔に湯がかからないよう注意を促し，介助での洗髪を行った。「とてもさっぱりして気分がいい」という言葉が聞かれた。その後8月4日と6日にも，同様の清潔面の援助を行った。

評価▶　ADLが自立しているため，清拭や足浴，歯みがきにおいて，注意事項を説明し，保清を行うことができた。その後，洗髪やシャワー浴によって爽快感を得るなど，安静度の範囲内で身体の保清を行うことができ，目標は達成したと考える。

#5 眼帯貼用による身体損傷リスク状態

看護活動▶　右眼の視力が1.2と良好であり，年齢的にも環境の変化に対する適応能力は十分であると考えられた。眼帯を貼用することによる危険因子については，手術前のオリエンテーションで説明しており，手術後に「眼帯をしてみていかがですか」とたずねたところ，「別にかわらないわよ」という返事が聞かれた。その後は，訪室ごとにベッドまわりを確認し，ごみ箱の位置などに注意して整備を行った。

評価▶　手術前のオリエンテーションの効果や，右眼の視力や視野に異常がないことから，危険因子が少なく比較的安全に過ごすことができ，目標は達成した。

●まとめ

閉塞隅角緑内障で急性緑内障発作をおこした場合には，眼痛・頭痛・嘔吐などの全身的な症状を伴う。しかし一般的には緑内障は自覚症状がなく，眼

精疲労や視力の低下，あるいは健康診断で指摘されるなどのきっかけで診断されるケースが多い。

同じ緑内障でも，個々の視野狭窄の程度や点眼薬の降圧効果は異なる。定期的な視野検査によって視野狭窄の進行がないことを確認しながら，点眼治療を継続していくことが重要である。昨今，緑内障治療薬は改良され，少ない点眼回数で効果が持続するものや，眼圧降下作用が強いものなどがあり，以前に比べて，点眼治療による患者の負担の軽減がはかられている。しかし，点眼薬の追加や眼圧の上昇がみられた場合には，頻回に外来に通院する必要が生じることはかわりがない。

Sさんの場合は，両眼の緑内障で2年間の外来通院ののち，点眼治療では左眼の眼圧のコントロールがつかず，手術にいたった。退院後も外来に通院し，継続的に治療を行っていく必要がある。また，降圧薬の点眼治療を再開したり，再手術を行う可能性がないわけではない。手術後は，眼症状の観察を十分に行い，異常の早期発見に努めていくことはもちろんであるが，緑内障に対する患者の認識を確認し，家族を含めた教育や指導が重要となる。そのためには，看護師が緑内障の治療について十分に理解し，患者の認識度に合わせた指導を行っていく必要がある。

Sさんは外来通院中から医師の指示をまもり，点眼治療を行っていた。今回の入院で疾患への認識を再確認し，家族にも精神的にサポートしてもらえるよう同意を得られたことは，今後の治療におおいに役だつ。このような経過について，外来でも継続した看護が行われるよう申し送ることも重要である。

B 糖尿病網膜症患者の看護

① 患者についての情報

■ 患者のプロフィール

- 患者：Yさん(51歳・女性)
- 入院時診断名：増殖糖尿病網膜症・白内障
- 既往歴：42歳のとき殿部に腫瘍ができ，切開を行って治癒。同じく42歳のとき，糖尿病・高血圧症で内服治療開始，現在も治療中
- 入院期間：2019年12月1日〜12月17日
- 職業：主婦
- 家族背景：夫(48歳)と2人暮らし。長男(24歳)と次男(22歳)は自立している。
- 食事：3回/日。食事制限として1,600 kcalを指示されているが，とくに食事

▶表 7-1　初回来院時の検査所見

末梢血	赤血球：374 万/μL，ヘモグロビン(Hb)：11.6 g/dL，ヘマトクリット(Ht)：33.7%，血小板数：31 万/μL，白血球：7700/μL
血液生化学	血清総タンパク質(TP)：6.6 g/dL，アルブミン(ALB)：4.1 g/dL，総コレステロール(T-cho)：259 mg/dL，トリグリセリド(TG)：183 mg/dL，血中尿素窒素(BUN)：23.5 mg/dL，血清クレアチニン(CR)：0.85 mg/dL，血清尿酸(UA)：5.9 mg/dL，ナトリウム(Na)：138 mEq/L，カリウム(K)：5.9 mEq/L，血糖(BS)：239 mg/dL，ヘモグロビン A1c(HbA1c)：8.8%
尿	糖(-)，タンパク質(++)，潜血(-)，ケトン体(-)

指導を受けたわけではない。夫の帰りが遅いときは間食をしながら待ち，遅い時間に食事をとる。献立は別々にしていない。
- 運動：とくにしていない。
- 排泄：尿 7 回/日，便 1 回/日
- 月経：不順
- 睡眠：6〜7 時間(良眠)
- 性格：温厚(夫より)
- 嗜好：喫煙歴なし，飲酒なし
- 宗教：とくになし
- 血液データ：(▶表 7-1)

2 入院までの経過

　2014 年ごろ，殿部に腫瘍ができたため近医を受診した。抗菌薬と抗炎症薬を内服したが改善せず，切開を行い排膿した。その後もなかなか治癒せず，血液検査をすすめられて受けたところ，血糖値が高いことが判明し，糖尿病と診断された。同時に高血圧症も指摘された。以降，食事療法と薬物療法が開始された。これまで低血糖症状の既往はない。このころから両眼の視力の低下と霧視を自覚していたが，糖尿病が原因で母親が失明しており，「糖尿病による眼症状は治療不可能である」と自己判断し，放置していた。

　2016 年 11 月上旬に右眼に急激な視力低下が出現し，ほとんど見えなくなった。ついで左眼も視力の低下がみられ，日常生活に支障をきたしていた。知人にすすめられて 11 月 21 日に受診，検査を受けたところ，両眼とも糖尿病網膜症で，改変デービス分類(▶表 7-2)の増殖網膜症ならびに白内障と診断された。主治医からはきわめて重篤な状態であり，早期の手術が必要であること，残念ながら失った視機能は戻ってこないことについての説明があった。視力は右眼 m.m.(手動弁)，左眼 0.06 であり，ただちに障害者 3 級認定の手続きをするとともに，手術を前提に更生医療を申請するように指導した。

　Y さんは「糖尿病のコントロールは良好である」と話していたが，全身検査を施行したところ，空腹時血糖値が 239 mg/dL，HbA1c が 8.8%とコントロール不良であった(▶表 7-1)。かかりつけの内科医に治療状況について問い合わせると，「2017 年から不定期に来院している。継続的な治療ができない状況で，治療に対する Y さんの協力が得られていない」という返事であった。

▶表7-2　改変デービス分類

網膜症病期	眼底所見
網膜症なし	なし
単純網膜症	毛細血管瘤，網膜点状・斑状・線状出血，硬性白斑・網膜浮腫，（少数の軟性白斑）
増殖前網膜症	軟性白斑，静脈異常，網膜内細小血管異常，（網膜無血管野：蛍光眼底撮影）
増殖網膜症	網膜・乳頭上の新生血管，網膜前出血，硝子体出血，線維血管性増殖膜，牽引性網膜剝離

（日本糖尿病眼学会ホームページ〈https://www.jsod.jp/member/guideline.html〉〈参照 2020-8-25〉による）

　　現在，食事制限を 1,600 kcal と指示しているが，入院中は運動量の低下やストレスによる血糖値上昇を考慮し，1,400 kcal にするよう指示があった。糖尿病網膜症に対する早期の手術が必要なため，手術前に糖尿病コントロールを目的として，手術の7日前である 2019 年 12 月 1 日に入院し，12 月 7 日に全身麻酔下で右眼の硝子体手術を行うこととなった。

3 入院時の状況

- 身体所見：身長 157 cm，体重 63 kg，体温 36.0℃，脈拍 78 回/分，血圧 124/78 mmHg。視力は右眼 m.m.，左眼 0.06。「右眼は黒いものが見えていてよく見えない。左眼はかすんでいる」と訴えた。
- 服薬：他院より糖尿病と高血圧症に対する内服薬が，以下の通り処方されている。カルベジロール（アーチスト®）10 mg，オルメサルタン　メドキソミル（オルメテック®）20 mg，マニジピン塩酸塩（カルスロット®）10 mg を 1 錠/1 回朝，ボグリボース（ベイスン®）0.3 mg，グリベンクラミド（オイグルコン®）1.25 mg を 3 錠/3 回毎食後に内服中である。
- 入院時採血：血糖 189 mg/dL，HbA1c 7.7%
  　Y さんは「入院中は病院食だけにして摂生したい」と話していた。「いま以上に見えなくなったら生活できない」という言葉も聞かれた。

✔チェックポイント

☐ **入院時の状況**：入院の経緯，入院時の症状からどのような状況が予測されるか。

☐ **生活背景**：患者の生活習慣と今回の入院時の状況にどのような関連がみられるか。また，治療上問題となりうることがらはなにか。

☐ **手術の理解**：手術の目的に対する理解度はどうか。

② 看護過程の展開

　　入院時から手術までの7日間について看護計画を考える。

1 アセスメント

セルフケア▶ Yさんは,眼科を受診することなく,糖尿病による失明は免れないと自己判断したり,実際はコントロール不良なのに,現在の糖尿病のコントロールが良好であると考えている。これらのことから,糖尿病についての認識が不足していたために,現在の状況をまねいたと考えられる。

　眼科の手術のための入院ではあるが,少しでもYさんの糖尿病についての認識が深められるよう援助する。また,現在の眼症状が,いままでの血糖コントロールがまねいた結果であることや,糖尿病網膜症が不可逆的な疾患であることへの認識を深められるように,指導していく。

栄養▶ 食事療法が糖尿病治療の基本であることを理解してもらえるようはたらきかける。Yさんも入院中は病院食だけを摂取すると話していたので,入院を機に食事療法について再認識できるよう促していく。

排泄▶ 入院前の血液検査で腎機能の低下がみられている(▶ 207ページ,表7-1)。糖尿病の合併症である糖尿病腎症に注意が必要な状況であり,尿量の減少や下肢の浮腫などに注意して観察する。

活動▶ 手術後は安静の必要が生じるが,手術前に運動の制限はない。糖尿病の治療の1つである運動は行っていなかった様子で,運動療法について知識がない様子だった。認識を確認し,理解が深められるような援助を行う。

　睡眠については,とくに問題はないようである。

視機能▶ 入院生活における環境の変化に留意する。両眼の視力が低下していることに加え,糖尿病網膜症では夜盲が出現するので,危険防止に努める。

役割関係▶ 2人の子どもは自立している。また,Yさんの入院中に夫が身のまわりのことで不自由をしている様子はなかった。しかし,Yさんの視力低下は著しく,日常生活や家事に支障をきたしていることが推測される。視力の改善が困難なことから,家族内での役割の変更と,協力体制の構築が必要であると考える。

精神面▶ 入院前はあまり摂取カロリーを気にしない生活を送っていたが,入院中は病院食のみと制限されるため,ストレスがたまる可能性がある。Yさんが納得して食事療法に取り組めるように精神的援助を行う。

　視力の低下が著しいため,予後に対する不安があると思われる。どのような不安であるかを具体的にし,軽減できるよう努めていく。

2 看護問題の明確化

　上記のアセスメントの結果から,次のような看護上の問題を明らかにした。

#1 糖尿病網膜症手術による不確実な予後に対する不安

#2 糖尿病の知識不足に関連した非効果的自己健康管理

#3 視力低下,生活環境の変化に伴う身体損傷リスク状態

3 看護目標と看護計画

#1 糖尿病網膜症手術による不確実な予後に対する不安

看護目標▶　手術の予後に対する理解ができる。

看護計画▶（1）観察

　①視力低下についてどのように考えているか。

　②手術に対する理解はどうか。

（2）援助

　①感情が表現しやすい環境づくりに努める。

　②家族の協力体制を確認し，情報を得る。

（3）指導

　①手術前オリエンテーションを行う。

　②理解不足があれば補足する。

#2　糖尿病の知識不足に関連した非効果的自己健康管理

看護目標▶　糖尿病について理解ができる。

看護計画▶（1）観察

　①血糖値，低血糖症状の有無

　②食事療法についての認識

　③運動療法についての認識

　④薬物療法についての認識

　⑤糖尿病による合併症の症状の有無

　⑥家族の認識とサポート状況

（2）援助

　①内服薬の正確な投与

　②手術前のスムーズな血糖検査

　③家族との情報交換による，糖尿病に対する理解促進

（3）指導

　①栄養士による食事指導について検討する。

　②運動療法について指導を行う。

　③薬物療法について指導を行う。

　④低血糖症状出現時はすみやかにナースコールを鳴らすように促す。

#3　視力低下，生活環境の変化に伴う身体損傷リスク状態

看護目標▶　危険防止に留意し，安全な入院生活を送ることができる。

看護計画▶（1）観察

　①視力低下の認識の度合い

　②入院に伴う環境の変化への適応状況

③夜盲の程度と自己認識
(2) 援助
　①安全な環境を整える。
　②夜間移動時に介助を行う。
(3) 指導
　①認知能力の低下について理解を深める。
　②環境の変化について理解を深める。
　③夜間のトイレなどの歩行時にはナースコールを鳴らすように促す。

4 実施と評価

#1 糖尿病網膜症手術による不確実な予後に対する不安

看護活動▶　Yさんは，最初から「糖尿病による眼の症状は治療法がない」と自己判断してあきらめていた反面，入院時には「いま以上に見えなくなったら生活できない」と悩んでいた。このことから，Yさんが視機能の低下を受容できずに，心の中で葛藤している様子が感じられた。外来で主治医から手術についてなんと言われたのかをたずねると，「糖尿病が眼にくると，やっぱり治らないんですって。母も失明しているから。でも早くにお医者さんにかかれば，こんなにわるくならないですんだって先生に言われたの。いまの視力をまもるのが精いっぱいだって言われちゃった。しかたないわね」と話していた。

　面会時に夫から話を聞いたところ，「眼が見えづらいと言っていたが，こんなにわるいとは知らなかった。義理の母が糖尿病で失明したと言っていたが，本当だと思っていなかった。自分がもっとしっかりしていればよかった」とのことだった。「手術前に障害者手帳の交付をすすめられ，妻は自分の眼がもう後戻りできない状態であることを察した」とも話していた。「糖尿病の合併症は眼だけではないので，そういったことをわかりやすく書いた本がありますがご覧になりますか」とすすめたところ，「ぜひ」という返事があったので貸し出した。2〜3日後，面会時に本の内容について2人で会話している様子がうかがえた。

　手術については12月5日に主治医から話があり，説明後，Yさんは「先生におまかせするだけです」と話していた。12月6日に麻酔科医による手術前診察があり，問題なく全身麻酔下での手術が可能であるとのことだった。手術前オリエンテーションを行い，手術までの流れや手術後の注意事項について説明した。とくに質問事項はなく，「よくわかりました」ということだった。

評価▶　Yさんの言動からは，現在の状況を受容している様子がうかがえた。そして，主治医の説明に納得し，手術を受けて視力を温存したいと考えていると思われた。Yさんは字が読めない状態にあるが，家族(夫)の協力を得て，本を通して合併症についての認識を深めることができた。

▶表 7-3　入院後の血糖値の推移

採血日	12 月 2 日	12 月 3 日	12 月 4 日	12 月 5 日	12 月 6 日
血糖値	182 mg/dL	171 mg/dL	152 mg/dL	148 mg/dL	145 mg/dL

#2　糖尿病の知識不足に関連した非効果的自己健康管理

看護活動▶　入院後，朝 6 時に採血するよう指示があった。入院後の食事については間食もせず，きちんと食事療法がまもられていた。「家での食事は脂っぽいものが多かったけど，やっぱりこれくらいじゃなきゃだめだったのね」という言葉が聞かれた。

　　栄養指導を受けることを提案すると，「行きたい」という返事であった。週 1 回金曜日に行われる 4 回で 1 クールの集団指導では，手術後の状態によっては参加できない可能性を考慮し，栄養士に相談したところ，手術前に個別指導を 2 回行うことになった。12 月 5 日と 6 日に 2 回続けて指導を受けた。栄養指導のあと，「私，なにも知らなかったことがよくわかった」と話していた。面会時に夫と指導内容について話している姿が見られた。

　　薬物療法については自己管理で内服可能であり，看護師は内服確認を行ったのみである。

　　運動療法について説明したところ，「若いときから運動は苦手だからいいわ」ということだった。

評価▶　病院食のみを摂取していることで，朝 6 時の採血では血糖値の降下がみられている（▶表 7-3）。今回は眼の手術を行うための入院であったが，主治医と相談し，栄養士の協力を得て，栄養指導を受けることができたのは，大きな収穫であった。Y さんに糖尿病について再認識してもらうことができたといえる。手術後の状態を観察しながら，指導が継続できるよう援助する。また #1 で述べたように，合併症の知識を夫とともに得ることができたのも効果的であった。

　　運動療法については，本人が積極的でないことや手術後は安静の必要が生じることなどを考慮し，今回は実施を見送った。

#3 視力低下，生活環境の変化に伴う身体損傷リスク状態

看護活動▶　視力の低下はあったが，ADL に問題はなく，介助の必要性はなかった。ただし，夜間の移動は，危険であるため必要時はナースコールを鳴らすように説明した。夜間にトイレに行く習慣がないため，とくに問題なく過ごしていたが，12 月 5 日夜間 1 時の巡視時に，手さぐりで部屋の出口に向かう Y さんを発見した。廊下まで誘導し，「どうしましたか」とたずねたところ，「トイレに行きたい」と言われた。トイレまで同伴ののち，ベッドに誘導して臥床させた。「次は呼んでください」と話し，ベッドを離れた。

　　翌日，「夜，お茶を飲みすぎたの」と話していたが，くれぐれもナースコー

ルを鳴らすように再度説明した。夜間の歩行の可能性を考え，消灯の巡回時は
ベッド脇に障害物がないか確認するようにした。その後，夜間にトイレに行く
姿は見られなかった。

評価▶　入院生活に適応していくとともに，危険に対する意識も低下して夜間の単独
歩行にいたったと考える。手術後は眼帯を貼用するなど手術前と状態が異なる
ため，このようなことがないように重ねて注意を促す必要がある。

●まとめ

　中途失明の原因としてあげられることが多かった糖尿病網膜症だが，内科
での糖尿病治療における全身管理が周知徹底されてきていることや，眼科で
の治療技術の進歩により，失明にいたる疾患ではなくなりつつある。

　しかし，糖尿病患者は増加の一途をたどり，それに伴って糖尿病網膜症の
患者数も増えている。すなわち，失明にはいたっていなくとも，無症状で定
期的に眼科を受診している患者や，視力の低下を自覚して糖尿病黄斑浮腫と
診断され，抗VEGF薬の硝子体内注射を行う患者など，さまざまな病態の
患者が眼科を受診するようになっている。

　内科医から依頼を受けて，定期的に眼科を受診して適切な治療を行ってい
くことが望ましいが，Yさんのように受診した時点で重篤な糖尿病網膜症を
発症しているケースもまれではない。また，眼症状から糖尿病と診断され，
内科で糖尿病の治療を行うという場合もある。どちらの場合も眼科医は糖尿
病眼手帳を通じて，内科医との連携をとった治療を行うよう努めている。こ
のような医療連携により情報が共有され，患者が糖尿病や糖尿病網膜症につ
いての正しい知識をもち，適切な治療を受けることが重要である。

　患者が疾患のどのような段階にあったとしても，そのときどきにかかわっ
た医療従事者が，疾患に対して適切な認識をもってもらうために，援助しつ
づけることが求められる。

　Yさんはこのあと無事に手術を終えて，視力を温存することができ，定期
的に眼科を受診している。

● 眼科領域でよく用いられる略語

AC 前房 anterior chamber	**ERM** 網膜上膜 epiretinal membrane
AHC 急性出血性結膜炎 acute hemorrhagic conjunctivitis	**ET** 内斜視 esotropia
AKC アトピー性角結膜炎 atopic keratoconjunctivitis	**FA** フルオレセイン蛍光眼底造影 fluorescein angiography
AMD 加齢黄斑変性 age-related macular degeneration	**GP** ゴールドマン視野計 Goldmann perimeter
ASC 前嚢下白内障 anterior subcapsular cataract	**GPC** 巨大乳頭結膜炎 giant papillary conjunctivitis
Ax 円柱レンズの軸 axis	**HCL** ハードコンタクトレンズ hard contact lens
BCVA 最良矯正視力 best corrected visual acuity	**HM** 手動弁 hand motion
BK 水疱性角膜症 bullous keratopathy	**IA** インドシアニングリーン蛍光眼底造影 indocyanine green angiography
BRVO 網膜静脈分枝閉塞（症） branch retinal vein occlusion	**ICCE** 嚢内摘出術 intracapsular cataract extraction
BUT 涙液層破壊時間 break-up time	**ICG** インドシアニングリーン indocyanine green
C/D ratio 陥凹乳頭径比 cup-to-disc ratio	**IO** 下斜筋 inferior oblique muscle
CF 指数弁 counting fingers	**IOL** 眼内レンズ intraocular lens
CL コンタクトレンズ contact lens	**IOP** 眼圧 intraocular pressure
CME 嚢胞様黄斑浮腫 cystoid macular edema	**IR** 下直筋 inferior rectus muscle
CRVO 網膜中心静脈閉塞（症） central retinal vein occlusion	**KP** 角膜後面沈着物 keratic precipitates
cyl 円柱レンズ cylindrical lens または cylinder	**LASIK** レーザー角膜内削形成術，レーシック laser *in situ* keratomileusis
D レンズの屈折力をあらわす単位 diopter	**LE** 左眼 left eye
DCR 涙嚢鼻腔吻合術 dacryocystorhinostomy	**LI** レーザー虹彩切開（術） laser iridotomy
DM 糖尿病 diabetes mellitus	**LP** 光覚弁 light perception
DR 糖尿病網膜症 diabetic retinopathy	**LR** 外直筋 lateral rectus muscle
DSCL 使い捨てコンタクトレンズ disposable contact lens	**LV** 左視力 left vision
ECCE 嚢外摘出術 extracapsular cataract extraction	**ME** 黄斑浮腫 macular edema
EKC 流行性角結膜炎 epidemic keratoconjunctivitis	**MH** 黄斑円孔 macular hole
EP 内斜位 esophoria	**m.m.** 手動弁 *motus manus*
ERG 網膜電図 electroretinogram	**MR** 内直筋 medial rectus muscle

n.c.	矯正不能	
	non corrigunt	
n.d.	指数弁	
	numerus digitorum	
NTG	正常眼圧緑内障	
	normal tension glaucoma	
OCT	光干渉断層計	
	optical coherence tomograph	
OCV	硝子体混濁	
	vitreous opacity	
OH	高眼圧症	
	ocular hypertension	
OMA	眼科診療補助者	
	ophthalmic medical assistant	
ORT	視能訓練士	
	orthoptist	
PAC	原発閉塞隅角症	
	primary angle closure	
PACG	原発閉塞隅角緑内障	
	primary angle closure glaucoma	
PACS	原発閉塞隅角症疑い	
	primary angle closure suspect	
PAS	周辺虹彩前癒着	
	peripheral anterior synechia	
PC	光凝固	
	photocoagulation	
PC	後房	
	posterior chamber	
PCF	咽頭結膜熱	
	pharyngoconjunctival fever	
PCO	水晶体後嚢混濁	
	posterior capsular opacification	
PD	瞳孔間距離	
	pupillary distance	
PDR	増殖糖尿病網膜症	
	proliferative diabetic retinopathy	
PDT	光線力学療法	
	photodynamic therapy	
PEA	超音波水晶体乳化吸引術	
	phacoemulsification and aspiration	
PEX	偽落屑	
	pseudoexfoliation	
PKP	全層角膜移植術	
	penetrating keratoplasty	
POAG	原発開放隅角緑内障	
	primary open angle glaucoma	
PRK	レーザー屈折矯正角膜切除術	
	photorefractive keratectomy	
PSC	後嚢下白内障	
	posterior subcapsular cataract	

PVD	後部硝子体剝離	
	posterior vitreous detachment	
PVR	増殖硝子体網膜症	
	proliferative vitreoretinopathy	
QOV	視覚の質	
	quality of vision	
RD	網膜剝離	
	retinal detachment	
RE	右眼	
	right eye	
RK	放射状角膜切開術	
	radial keratotomy	
RV	右視力	
	right vision	
SCL	ソフトコンタクトレンズ	
	soft contact lens	
s.l.	光覚弁	
	sensus luminis	
SLE	全身性エリテマトーデス	
	systemic lupus erythematosus	
SLO	走査レーザー検眼鏡	
	scanning laser ophthalmoscope	
SO	上斜筋	
	superior oblique muscle	
sph	球面レンズ	
	spherical lens	
SPK	点状表層角膜症	
	superficial punctate keratopathy	
SR	上直筋	
	superior rectus muscle	
SS	シェーグレン症候群	
	Sjögren syndrome	
VA	視力	
	visual acuity	
V.d.	右視力	
	visus dexter	
VF	視野	
	visual field	
VH	硝子体出血	
	vitreous hemorrhage	
VKH	フォークト-小柳-原田病	
	Vogt-Koyanagi-Harada disease	
V.s.	左視力	
	visus sinister	
XP	外斜位	
	exophoria	
XT	外斜視	
	exotropia	
YAG	ヤグ	
	yttrium aluminum garnet	

動画一覧

QRコードから動画サイトのリンクを読み込むことができます。

A 患者の見え方イメージ

症状は患者によって多様であり，ここで紹介するものはその一例のイメージである。
各疾患の詳細については本書の第3章，第5章をご参照いただきたい。

①近視

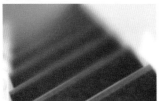
(20秒)

②求心狭窄

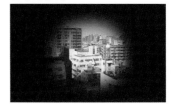
(20秒)

③中心暗点

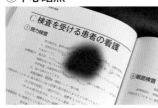
(20秒)

④先天赤緑色覚異常

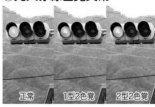
正常　1型2色覚　2型2色覚
(20秒)

⑤夜盲

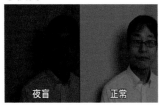
夜盲　正常
(15秒)

⑥複視

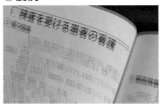
(20秒)

＊パケット通信のご利用にあたっては，ご利用方法によりパケット通信料が高額となる場合もございます。ご契約内容をお確かめのうえ，思わぬ高額とならないように注意してください。なお，高額のパケット通信料が発生しても，当社では責任を負いかねますのであらかじめご了承ください。
＊本動画は，下記の動画配信サービスを利用しております。対応機種をはじめ，メンテナンス情報等は下のURLをご覧ください。ご利用される携帯電話の設定等によっては，意図しない表示になることがございます。
https://classtream.jp
＊QRコードは，㈱デンソーウエーブの登録商標です。

⑦変視症

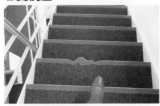

（20秒）

⑧小視症

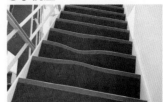

（20秒）

⑨白内障

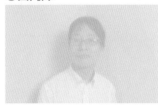

（20秒）

⑩緑内障

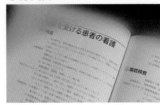

（20秒）

動画監修：帝京大学教授　溝田淳

B 患者誘導・介助法 【142〜143ページ】

①患者の誘導

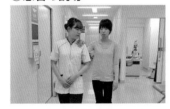

（50秒）
音声

しっかりと声かけを行い，診察を終えた患者が椅子から立ち上がる手助けをする。前から手をとって診察室の出入り口を安全に通過し，肩につかまらせて半歩前を歩き，誘導する。

②椅子への誘導

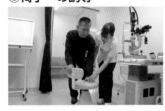

（40秒）
音声

進む方向や椅子の位置をしっかりと声かけする。患者の手をとり，椅子に触らせて位置を確認してもらう。確実に座るまではそばを離れない。

③高齢者の誘導

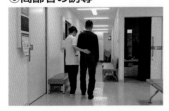

（20秒）

音声

片手で患者の手を持ち，片手で腰部を支える。高齢者の場合はとくに大きな声ではっきりと声かけを行い，危険を防止する。

索引